EXPOSITION
DES VARIATIONS
DE LA NATURE,

DANS

L'ESPECE HUMAINE,

Ou l'on demande ſi, poſées les Loix Naturelles les plus générales ſur leſquelles portent l'ordre & l'harmonie du Corps Humain, la Nature peut quelquefois s'en écarter.

Par M. T. GUINDANT,

Des Facultés de Médecine de Paris & de Montpellier, Ancien Médecin de l'Hôtel - Dieu
d'Orléans, du Collége de Médecine & de la
Société Royale d'Agriculture de la même Ville.

A PARIS,

Chez DEBURE, Pere, Quai des Auguſtins,
à Saint Paul.

____

M. DCC. LXXI.
Avec Approbation & Permiſſion.

Mihi contuenti se persuasit rerum Natura, nihil incredibile existimare de eâ..... Reliquarum potentia approbat nihil à rerum Natura sine aliqua occultiore causa gigni. Plinius lib. 11, cap. 3, & lib. 22 proëmio.

AVANT-PROPOS.

L'OMBRE enfin sous laquelle se cachoit la Nature commence à se dissiper. Aujourd'hui il n'est personne qui ne cherche à la connoître ; tous les Êtres pensans veulent l'approfondir. Autrefois on se contentoit de parler de la Nature ; en l'admirant dans chacune de ſes productions, on croyoit n'avoir plus d'hommage à lui rendre ; maintenant on l'étudie, on la ſuit : les uns la reſpectent, les autres l'apothéoſent. *Les re-cherches & le travail de l'anti-tiquité ſur la Nature ne ſont donc plus pour nous un objet d'oubli, un ſujet d'indifférence ; notre expérience juſtifie leur impor-tance & leur vérité, & dans ces derniers temps, c'eſt à qui ſera l'interprête d'Hippocrate, c'eſt à qui ſera l'écho d'Ariſtote. Un personnage si noble, si digne des Asclépiades* (a), *si révéré des Péripatéticiens* (b), *nous avons déjà tenté de le faire publiquement* (c). *En nous déclarant le Partisan de la Nature, nous*

(*a*) Ainsi se nomment les Descendans d'Hippocrate.

(*b*) Ainsi s'appellent les Disciples d'Aristote.

(*c*) Par un Ouvrage intitulé : *la Nature opprimée par la Médecine moderne, ou la nécessité de recourir à la*

pouvons dire y avoir été portés par le zele, par le goût de notre état, & plus encore par la validité de notre cause. Aujourd'hui nous le déclarons encore, soutenus de la même confiance, & toujours avec la même ardeur, avec le même courage. Si ce n'est plus la Nature dans l'homme malade que

---

Méthode ancienne & Hippocratique dans le traitement des maladies. Cet Ouvrage a été imprimé en 1768, chez le même Libraire.

nous tâchons d'y défendre, il s'agit d'une entreprise non moins intéressante, c'est d'exposer le pouvoir, l'autorité de la Nature dans l'homme sain, c'est de répéter ses loix, ses maximes ; enfin c'est de désigner ses opérations & sa marche.

Nous avons commencé ce mémoire en présentant la définition des loix naturelles. C'est toujours la route du bien que ces loix nous frayent ; & si nous

voyons, si nous jugeons autrement, c'est pour concevoir mal ou
imparfaitement les rapports qui
résultent de la nature des choses ;
c'est pour ignorer que cette même
nature des choses est ce par quoi
elles sont ce qu'elles sont. Les
loix naturelles ne sont donc que
des rapports : ceux-ci comme
celles-là émanent du même principe, c'est-à-dire, de ce qui constitue les choses, & c'est toujours
de-là que les prend la Nature,
pour ensuite les mettre au jour &

les notifier. Ces loix naturelles ou ces rapports s'identifiant avec la Nature ou ce qui constitue les choses, il s'ensuivra par consé- quent, qu'ils seront aussi uni- formes & aussi immuables que la nature même des choses. Strictement nous n'aurions dû admettre qu'une seule espece de loix naturelles, comme il n'y a qu'une seule nature des choses ; mais de même aussi que cette Na- ture peut quelquefois changer de rapports & en produire un nou-

veau, conséquemment nous avons posé deux especes de loix naturelles. *La premiere regarde les rapports avec lesquels nous sommes familiarisés, la seconde comprend ceux que le défaut d'usage, d'habitude & d'expérience nous fait considérer comme étrangers.*

Cette premiere touche ainsi dirigée, nous nous sommes imaginés entendre la Nature tenir successivement à l'enfant qui sort du sein de sa mere, les paroles sui-

vantes. « Refpirez, chaffez les
» impuretés de votre corps, prenez
» votre nourriture, dormez,
» croiffez, engendrez & formez
» votre femblable ». En voyant
prefque tous les Êtres de la Nature écouter ces paroles avec une
attention également intéreffée,
en remarquant que prefque tous
en exécutent le fens avec le
même empreffement, la même
avidité; pouvions - nous nous
difpenfer de leur donner le nom
d'ordres de la Nature, celui

de loix naturelles ? Non, j'ose croire que personne ne le pensera, & c'est fondés sur cette créance, sur cette persuasion, que nous avons fait de chaque parole de la Nature un ordre spécial, une loi générale. La respiration, la sortie des excrémens, la nourriture, le sommeil, l'accroissement, la génération & la formation du fœtus; voilà donc les sept principales loix générales que nous avons exposées. Suivant elles, l'enfant en naissant commence sa carriere:

ſuivant elles, toutes les fonctions que nous avons à remplir
s'exécutent : enfin ſuivant elles,
nous nous conformons au vrai
livre de *Vie*, au code Phy-
ſique, au code de la Nature.

Mais tout homme ſans exception eſt-il contraint d'obéir
exactement à ces ſept loix naturelles ? Se trouve-t-il, par exemple, dans chaque enfant qui naît,
un rapport ſi immédiat de l'organe pulmonaire avec le nouvel

élément dans lequel il vit, que ce rapport ceſſant d'être, l'enfant ceſſe en même temps d'exiſter? Voit-on encore dans tous les Êtres vivans un rapport ſi néceſſaire du tube inteſtinal & de la veſſie, avec l'irritation que cauſent les excrémens ſur les membranes de ces parties, avec la reſpiration, la dépreſſion du diaphragme (a) &

(a) C'eſt une cloiſon membraneuſe qui ſépare la poitrine d'avec le bas-ventre.

l'action

l'action des muscles du bas-
ventre, qu'il doive toujours s'en-
fuivre abfolument & à certains
poïnts nommés la fortie des excrémens & de l'urine, &c. &c?
Non, nous avons démontré le contraire par plufieurs exemples &
plufieurs obfervations authentiques que nous avons appellé des
exceptions aux règles communes,
& aux loix générales, des phénomènes, des variations de la Nature dans l'Efpece Humaine.

Je fais que ces faits, tant par

B

leur rareté que par leur singularité, surprendront bien des Lec-
teurs; peut-être même y en aura-
t-il quelques-uns qui pourront
les suspecter? Mais nous nous
flatons que ni l'étonnement,
ni même la défiance, ne sau-
roient jamais être des motifs
suffisans pour abolir une créance
due naturellement à des faits
bien vus & bien certifiés. Nous
nous flattons encore que nous
trouverons des gens sages qui
avoueront de bonne foi, que la

Nature a une infinité de reſſources dont nous ignorons les cauſes ; leſquelles cauſes, quoique d'une apperçüe difficile, n'en exiſtent pas moins néceſſairement. Enfin, nous eſpérons que ceux qui auront lu ce que dit M. de Voltaire, au ſujet des différens Peuples de la Ruſſie, ,, *reconnoîtront avec* » *nous qu'il y a beaucoup plus de* ,, *races d'hommes qu'on ne penſe;* ,, *que celles des Samoyédes & des* ,, *Hottentots paroiſſent les deux* ,, *extrêmes de notre continent :*

B ij

” *que si l'on fait attention aux*
” *mammelles noires des femmes*
” *Samoyédes, & au tablier que*
” *la Nature a donné aux Hot-*
” *tentotes, & qui descend à moi-*
” *tié de leurs cuisses, on aura*
” *quelque idée des variétés de*
” *notre espece animale : variétés*
” *ignorées dans nos Villes, où*
” *presque tout est inconnu, hors*
” *ce qui nous environne* ”. Description de la Russie, pag. 48.

Il n'en doit pas être de la

Physique comme de la Religion. Dans celle-ci, quand on ne comprend pas les choses (ainſi qu'il arrive très-ſouvent), c'eſt prudemment que l'on s'écrie ô! altitudo. Dans celle-là, une maniere de répondre auſſi tranchante ſeroit pernicieuſe au genre humain; il n'y auroit point de moyen plus ſûr pour laiſſer nos connoiſſances au berceau , & pour perpétuer l'ignorance. Perſuadés de cette grande vérité, nous avons cherché quelles pou-

B iij

voient être les raisons qui déter-
minoient la Nature à changer ses
opérations accoutumées, sa marche commune, dans les différens
phénomènes que nous avons dé-
taillés; nous avons cherché quelles
pouvoient être les causes qui
produisoient les rapports tels que
nous les avons observés. Ces re-
cherches faites, nous avons vu que
ces raisons, ces causes, ces rapports
dérivoient d'une circonstance,
d'un accident, d'une conformation, d'une organisation, en un

mot d'une situation particuliere. Nous avons vu que cette loi qui faisoit à quelques yeux cet homme monstre, étoit aussi simple, aussi constante, aussi uniforme & aussi immuable que cette loi générale qui fait aux mêmes yeux cet homme qui nous plaît lorsqu'il est bien conformé. Nous avons vu que s'il en étoit autrement, c'est que l'apparence trompoit. C'est un bras peint par Raphaël dont le coude est caché, on ne voit pas alors la liaison de l'avant-bras avec le bras ; cette liaison exiſte pourtant, quoiqu'on ne la voye pas.

Pour concluſion de ce Mémoire, nous avons dit que toutes les variations de la Nature dans l'eſpece humaine, n'étoient ni des erreurs, ni des déſordres, ni des choſes non naturelles, ni des états contre Nature, ni des effets ſurnaturels, ni des merveilles, ni des prodiges, ni des monſtres. Nous avons dit que tout ce qui provenoit de la Nature étoit dans un ordre naturel & essenciel, & que si nous ne sentions pas évidemment la force de cette vérité, notre posterité plus expérimentée & plus éclairée, la sentiroit probablement un jour. En effet, le nombre des rapports qu'on ne voit pas, ne diminue-t-il pas en raison inverse de l'augmentation & de l'étendue de nos connoissances? Newton ne connoissoit-il pas un bien plus grand nombre de rapports qu'Archimede? Personne n'imaginera pourtant que Newton

ait connu tous les rapports exif-
tans , & qu'il ne puiffe naître un
homme qui en connoîtra plus que
lui. Je ne m'arrête pas, perfonne
n'imaginera qu'il ne puiffe en
naître un fecond qui en connoîtra
encore davantage ; & ainfi en par-
courant tous les degrés de multi-
plication poffibles, j'en conclurai
que la progreffion de nos connoiffances eft indéfinie par la quantité de découvertes qui refteront
toujours à faire.

Il s'en faut bien qu'en offrant
ce petit Ouvrage au Public,

nous prétendions paſſer pour un
nouvel Ariſtarque : une préſomp-
tion ſemblable n'eſt ni dans notre
goût, ni dans notre façon de pen-
ſer, & rien ne le perſuadera
mieux que le ſtyle qui y regne &
que la maniere dont il eſt traité.
Nous ne critiquons perſonne, nous
nous contentons ſeulement d'expoſer notre ſentiment ſur des objets
qui ſont d'autant plus intéreſſans
qu'ils nous touchent tous de près, &
ſi ce ſentiment eſt totalement op-
poſé à preſque tous ceux qu'on a

foutenus jufques ici fur la même matiere, c'eft que nous nous fommes appliqués à caractérifer plus naturellement les chofes que ceux qui nous ont précédés.

N'eft-il pas vrai que la Nature eft la même dans chacune de fes productions ? N'eft-il pas vrai encore que les Botaniftes (a), que les Naturaliftes ont tous reconnu dans chaque fa-

---

(a) Ainfi fe nomment les Connoiffeurs méthodiques des Plantes.

mille de plantes, dans chaque genre de minéraux, des especes différentes, des variétés réelles? Ces deux principes incontestables une fois posés, il doit donc y avoir également des especes & des variétés dans l'homme qui fait un genre du regne animal, comme il en existe vraiment dans les différens genres du regne végétal, & dans ceux du regne minéral. Le Negre, l'Albinos, l'Eskimau, le Chaucahue ou le Patagon, le Lapon, le Groën-

landois, la Samoyede, l'Hotten-
tote, la Tartare à face marque-
tée & tigrée, &c. &c. doivent
donc être des especes d'hommes
ou de femmes, comme la rose
blanche, la rose noirâtre, la rose
purpurine sont toujours des especes de rose. L'homme qui vit
quelques heures sans respirer
doit donc être une variété de
l'homme, qui communément ne
peut rester deux minutes privé
de l'air sans être suffoqué, comme
l'or pâle est une variété de l'or

qui communément eſt d'un jaune
brillant & éclatant.

Nous finirons par deux réflexions qui ſemblent bien ſimples
& bien naturelles. 1°. Si l'on regarde comme un monſtre, comme
un prodige un enfant qui naîtra,
par exemple, avec la mâchoire
ſupérieure plus avancée que l'inférieure & qui ſera de niveau
avec le nez, qui naîtra avec le
mammelon d'un noir d'ébene, &
qui à quelqu'âge qu'il parvienne,
n'aura jamais de poil que ſur la

tête ; & si on le caractérise ainsi par la raison seule que l'on n'est pas accoutumé avec les productions de cette sorte , que paroîtrons-nous aux yeux des Samoyedes , ou de ces Peuples des environs de la Sibérie , qui sont positivement construits tels que cet enfant que l'on vient de supposer ? S'ils raisonnent comme nous , nous serons dans ce Pays-là des monstres, ou des prodiges ; or , je ne crois pas que ce soit-là leur façon de penser, du moins

si

si l'on en juge par le récit qu'en ont fait les voyageurs. Pourquoi porterions-nous un jugement différent ? La Nature se seroit-elle mieux faite entendre à ces Peuples qu'à nous ? Leur auroit-elle mieux appris que la différence seule du Site (a) peut établir ces variations & les justifier...... (b) ?

____

(*a*) Nous entendons par le mot *Site*, le sol, le climat, les eaux, l'air & la nature d'un endroit quelconque.

(*b*) Dans notre Examen Chimique

C

2°. Si les Androgynes ou ceux qui réuniſſent les parties géni-tales de l'un & l'autre ſexe, ſont réputés des objets hideux, par-ce qu'ils s'écartent de la marche

& Pratique des eaux de la Loire, du Loiret & des puits de la Ville d'Or-léans, imprimé dans cette Ville en 1769. Nous avons obſervé que les différentes incommodités qu'éprou-voient quelques Habitans, ſoit dès leur naiſſance, ſoit à meſure qu'ils avançoient en âge, dépendoient ſur tout de la nature de l'eau des puits dont ils font uſage.

commune de la Nature ; & si on les regarde comme des monstres parce qu'ils naissent avec une conformation contraire à l'ordre de la Nature (a) ; tous les végétaux qui sortent du sein de la terre, ou mâles ou femelles (& qui, dominés par la même puissance sont, du côté des organes de la génération, partagés comme presque tout le

---

(a) Telle est la définition du mot Monstre dans le Dictionnaire Encyclopédique.

genre humain), seront donc des productions monstrueuses & difformes ; puisque la règle ordinaire de la Nature dans la formation des végétaux, est d'observer l'hermaphroditisme ou de les former androgynes. Cependant, il n'est aucun Phitologiste (a) qui ait donné de semblables dénominations aux végétaux de cette classe. Ni Morison, ni Ray,

----

(*a*) C'est le terme synonyme de Botaniste.

ni Ludwic, ni Boerhaave, ni Tournefort, ni Vaillant, n'ont reconnu dans le Saule, dans le Chêne, dans le Peuplier, &c. des productions monstrueuses. Ni M. le Monnier, ni MM. de Jussieu (a), ni M. Linnæus,

---

(*a*) En citant Messieurs de Jussieu, j'y comprends leur digne neveu mon Confrere. Ce jeune Médecin, dans le Cours de Botanique qu'il a fait au Jardin du Roi, en l'absence de M. le Monnier, a déployé les connoissances les plus profondes, & celles qu'il est très-rare de posséder dans un âge où l'on cherche à les acquérir.

ni M. *Gouan* n'ont caractérifé de monftres les Epinars, le Genièvre, la Sabine l'If, le Chanvre, &c. Il faut donc ou que ces favans Naturaliftes fe foient trompés, ou qu'ils n'ayent en effet rien vu d'extraordinaire dans les différens végétaux qu'on vient de nommer. S'ils fe font trompés, cherchons donc de nouveaux élemens, de nouveaux principes de Botanique, & réformons tout ce qui s'eft fait, tout ce qui s'eft dit jufques ici, sur cette partie de l'Histoire Naturelle. Mais si leur travail & leur nomenclature sont corrects & conformes à la loi naturelle (comme personne, je crois, n'en doute), il n'y a donc rien d'extraordinaire, rien d'hideux dans les hermaphrodites, ni dans le reste des productions humaines qui, s'écartant des loix générales de la Nature & de sa regle commune, s'en rapprochent par ses loix particulieres.

Au reste, nous avons évité dans cette Dissertation l'emploi de tous les termes de Médecine qui ne sont connus que des gens de l'Art, ou d'un certain nombre de Savans ; & s'il s'en est glissé quelques-uns, nous les avons interprêtés par des Notes. Une discussion purement naturelle doit être à la portée de tout le monde ; & l'on ne peut s'expliquer trop clairement, quand on veut mettre le Public en état de la juger.

Nous n'avons exposé que les

cauſes prochaines des variations
& des phénomenes de la Nature,
& nous nous ſommes uniquement
attachés à l'eſſenciel, à l'immuable des choſes. Nous n'a-
vons point parlé des cauſes ſe-
condes, pour ne pas tomber dans
l'arbitraire où elles conduiſent
preſque toujours, & pour éviter
les paradoxes dont l'illuſion eſt
toujours ſéduiſante.

EXPOSITION

DES VARIATIONS

DE LA NATURE,

D A N S

L'ESPECE HUMAINE, &c.

LES Loix naturelles font des raisons souveraines, & des arrêts de la Nature, qui nous ordonnent ce qu'il faut faire, & qui défendent ce qu'il ne faut pas faire; qui nous portent au bien & qui nous détournent du mal. Comme ces arrêts font refpectifs, & qu'ils font donnés fuivant la qualité des êtres fubordonnés, fuivant leur état actuel & les circonftances où ils font ; comme il arrive d'ailleurs qu'il y en a quelques-uns dont le réfultat nous paroît fingulier, & nullement conforme à notre maniere ordinaire de voir les chofes : nous diftinguons deux efpeces de loix naturelles, les générales , & ce font les plus communes , les particulieres, & ce font les plus rares. Les unes & les autres font chacunes dans leur détermination ce qu'elles doivent être, c'eft-à-dire, elles font invariables, conftantes & toujours uniformes; elles entrent dans le grand ordre, dans l'ordre univerſel de la Nature.

La Nature eſt une puiſſan-ce conſervatrice établie dans l'homme par le Créateur. Il lui a confié le plus parfait de ſes ouvrages, il l'en a faite la dé-poſitaire, & il lui a laiſſé tous les droits auxquels elle pouvoit prétendre en faveur de notre exiſtence. Comme ſes propres ſujets, elle nous gouverne pen-dant toute notre vie; les loix qu'elle nous impoſe, nous ſommes forcés de les ſuivre : ainſi lui être rébelles, c'eſt l'ê-tre à nous-mêmes, ainſi con-trevenir à ſes intentions tou-jours bonnes & toujours pures, c'eſt courir ſûrement à notre perte. Le corps humain ne ſe ſoutient donc dans ſon enſemble & la frêle harmonie qui le conſtituent, qu'en obéiſſant à la voix de la Nature. Cette tendre voix le rappelle à lui-même, & ne lui permet pas d'embraſſer d'autres objets que ceux qui le regardent perſonnellement. Elle lui exprime ſes beſoins, elle les lui indique d'une façon non équivoque, & elle y inſiſte juſques à ce qu'ils ſoient ſatisfaits entiérement. Imaginés-vous un Souverain qui tient ce langage : je ne ſuis votre chef & votre pere, que pour vous maintenir dans la poſſeſſion de vos biens acquis, que pour défendre vos droits &

les fauver de l'ufurpation; mais pour cela, il me faut tels & tels fecours, fans eux je ne puis affermir, ni même foutenir l'autorité dont je fuis revêtu.

Si L'homme n'eût éprouvé qu'une feule fenfation, il eut été trop heureux & trop tranquille; mais affujetti à plufieurs qui perpétuent fes befoins, elles lui repréfentent fans ceffe fa condition fervile. Ces différentes fenfations, nous les appellons loix naturelles, parce qu'elles font infpirées de la Nature, parce qu'elles prefcrivent ce qu'il faut faire, parce qu'elles s'oppofent à ce qu'il ne faut pas faire, enfin parce qu'elles nous portent au bien & nous éloignent du mal.

Le premier befoin dont nous éprouvons la puiſſance, la premiere ſenſation qui nous affecte, en un mot, la premiere loi que nous impoſe la Nature, c'eſt de recevoir l'air dès l'inſtant que nous ſommes ſortis du ſein de la mere. Ce fluide attiré par une force ſupérieure dans les narines de l'enfant, parcourt la trachée-artère, & pénetre auſſi-tôt toutes les filiéres des poumons, qui juſques-la avoient été dans un état d'inertie qui ſuſpendoit leurs facultés. Ce mouvement précipité, que les Phiſiologiſtes (a) appellent inſpiration, déve-

____

(a) Les Phyſiciens Anatomiſtes.

veloppe

loppe & anime les vaisseaux
pulmonaires qui sont repliés
& affaissés ; alors par la cir-
culation libre qui s'y fait, les
muscles consacrés à la respiration, cédent à la puissance qui
détermine leur contraction,
à cette contraction succede
promptement la dilatation ;
ainsi les parties s'affaissent de
nouveau, & l'air sort des poumons par le nez & par la bouche. Tel est le second mouvement que les Physiologistes
appellent expiration, c'est lui
qui fait d'abord éternuer l'enfant, & qui lui fait ensuite
jetter le premier cri.

La loi qui suit immédiate-

ment la respiration, prescrit la
sortie de l'urine, des excrémens
& des glaires. En effet, l'enfant a-t-il à peine respiré qu'il
urine, qu'il chasse de son corps
des impuretés grossieres, &
qu'il rend des phlegmes épais
par la bouche. Ces différens excrémens pressent & agacent les
membranes qui en suspendent
la sortie, & la sensation qu'ils
excitent, jointe à la force de
la respiration, en déterminent
aussi-tôt la décharge : d'ailleurs,
c'est le produit & la lie de la
nourriture qu'a prise le fœtus,
pendant tout le temps qu'il a
été renfermé dans le sein de sa
mere, & tant que l'excrétion
n'en est pas parfaitement établie, le nouveau né ne de-

mande rien à sa nourrice.

Le temps où il est délivré de ces impuretés est le premier, le second, & même le troisiéme jour. C'est alors qu'il sent le besoin de réparer les pertes qu'il vient de faire, & qu'il saisit avec une espece d'avidité le mammelon qu'on lui présente. Il le quitte, il le reprend à différentes fois, & il ne l'abandonne que lorsqu'il est totalement rassasié. Aussi-tot tout change dans l'enfant; il a plus d'énergie & d'activité, il prend de la vigueur & montre plus de gaieté, il agit & il se meut différemment, toutes ses facultés s'exercent avec plus d'ai-

fance. Telle eſt la troiſiéme loi
naturelle, & celle ſur laquelle
ſe trouvent ſpécialement fondés
l'accroiſſement & la perfection de l'œconomie animale.

Après la loi des excrétions,
celle qui nous ſoumet à ſon
empire, eſt cette loi bienfai-
ſante qui nous livre au ſommeil;
ce beſoin n'a rien d'auſſi piquant
ni d'auſſi preſſant que les premiers : on ne ſe douteroit pas
même de la ſenſation qu'il fait
naître, tant cette ſenſation
eſt lente & amenée de loin.
Mais le calme, le plaiſir & la
volupté que toutes les parties
du corps éprouvent ſucceſſive-
ment, décélent à la fin la joie

qu'elles ressentent. Cette joie est si parfaite, les mouvemens en sont si tranquilles , que l'ame a le temps d'en réunir toutes les expressions , & d'en composer un tableau fidele sur le visage de l'enfant.

L'accroissement est le cinquième pas que la nature fait faire à l'enfant. Toujours occupée des moyens de perfectionner ses ouvrages , elle n'a pas voulu que nous languissions long-temps dans cet état de captivité où nous gémissons en naissant. Chargés de liens humilians , sans espérance de les rompre, nous eussions bientôt détesté le funeste présent

de la vie ; & cette faculté
d'agir ou de ne pas agir dont
nous fommes tant jaloux, n'eut
été qu'un être de raifon. Ef-
clave né , d'efclaves inutiles ,
l'homme feroit mort à chaque
inftant de fa vie , & la race
humaine eût fini fans fçavoir
fi elle avoit commencé. Mais
les premieres loix naturelles
étoient trop fagement dictées,
pour qu'il n'en réfultât pas quelque chofe d'éternellement ad-
mirable, je veux dire ce développement progreffif & prefqu'infenfible de toutes les parties de notre être, dont le dé-
nouement tend à la reproduction de nous-mêmes, & femble
nous affurer l'immortalité. C'eft
donc l'air, les alimens & le fom-

meil qui primitivement nous ont fait secouer le joug auquel nous paroissions condamnés , dans le premier moment de notre naissance. C'est à eux principalement que l'enfant est redevable de son accroissement , c'est d'eux que part la vraie source des forces qu'il acquiere, & de l'intelligence dont il est capable ; enfin , c'est à eux qu'il faut rapporter le plein exercice de toutes ses fonctions. L'accroissement a ses limites générales , comme toutes les autres loix de la Nature. Ces limites s'étendent chez le sexe depuis douze ans jusques à dix-huit , & chez les hommes , depuis quatorze jusques à vingt ans. Ici se fait le ralliement ou la réunion de toutes nos forces, ici nous sommes communément ce que nous devons être toute notre vie, & ainsi finit l'histoire de la cinquiéme loi naturelle qui nous ordonne de croître, depuis l'instant de la naissance jusques aux termes & aux âges que nous venons d'indiquer.

Nous voici au moment le plus sensuel & le plus délicat de notre existence, il s'agit de se perpétuer en produisant ses semblables. Quoi, la Nature n'a-t-elle vraiment attaché à toutes les loix qu'elle nous prescrit, que de la douceur & même de la volupté à les exécuter ? Ne

nous a-t-elle affujettis à celle-
ci que pour lui marquer avec
tranfport notre reconnoiſſance,
& lui montrer avec quelle aveugle docilité nous nous foumet-
tons à fes ordres ? A peine toutes les parties du corps font-
elles faturées de la fubftance
nutritive , & font-elles arrivées
par conféquent au période néceſſaire à leur accroiſſement ,
que quelques-unes de ces mêmes parties , paroiſſent fous un
nouvel afpect qui annonce la
puberté , chez l'un & l'autre
fexe (*a*). La fource qui four-

(*a*) Excepté chez certains Peuples
du nouveau & de l'ancien continent ,
qui n'ont jamais ni poil ni barbe. Tels
font quelques Blafards **ou Nègres**

niſſoit au premier travail ne ta-
rit pas , elle ſe propage au contraire , & ſe fixe dans l'endroit
que la Nature lui a déſigné
pour l'uſage de la reproduction.
C'eſt dans ce réſervoir reſpec-
table & précieux , qu'elle ſé-
journe avec tranquillité , en ſe
permettant ſeulement ſon flux
& ſon reflux , tant qu'il ne ſe
préſente pas d'objet ennemi de
ſon repos & favorable à ſa deſ-
tination. Mais une fois livrés à
la vue enchantereſſe de cet
objet , & vaincus par la puiſ-

---

blancs de l'iſthme Darien en Amérique , & les Albinos de l'Afrique ,
qui manquent de barbe au viſage , &
de poils aux parties génitales.

sance qu'il a soulevée au-dedans & contre nous : la Nature (par un feu nouveau qui s'allume dans notre individu, par le surcroit de chaleur qui en dépend , par le plaisir & la tension qu'éprouvent au même signal les organes de la génération) nous commande de suivre notre penchant , & nous contraint de satisfaire notre desir. Ainsi se consomme l'acte le plus délectable & le plus important de la Nature , & telle est la route que nous fraie la sixiéme loi naturelle.

La septiéme & la derniere loi ne regarde que le sexe féminin. Par elle, la Nature lui im-

pofe la néceffité de porter pendant neuf mois confécutifs, l'enfant qui doit réfulter de l'union
des deux fexes. Ce temps révolu,
l'enfant doit fe préfenter avec
une tête fans cheveux & fans
dents, avec un cerveau & un cervelet, avec deux yeux & un nez,
avec deux bras & deux avant-
bras, avec deux cuiffes & deux
jambes, avec cinq doigts à
chaque pied & à chaque main,
avec les parties génitales, avec
une langue, avec un cœur,
avec deux poumons, avec un
eftomach, avec une véficule
du fiel & un foie, avec une
rate, avec fix inteftins, avec
deux reins & deux uretères, (a)

____

(a) Ce font des canaux cylindri-

avec une veſſie, &c. &c. Voilà
toutes les principales progreſ-
ſions que la Nature fait communément ſubir à l'eſpece humaine, depuis le premier inſtant
de ſa naiſſance juſques au dernier moment de ſa reproduction; voilà les ſept principales
loix générales auxquelles elle
l'aſſujettit pendant tout le cours
de ſa vie : voyons maintenant,
s'il ne lui arrive pas quelquefois d'y prévariquer & de s'en
écarter.

La premiere loi que nous
impoſe la Nature, avons-nous

---

ques qui tranſmettent l'urine des
reins dans la veſſie.

dit, c'eſt de reſpirer ou de recevoir l'air, dès l'inſtant que nous
ſommes ſortis du ſein de la
mere. Cet élément qui excite
nos premieres ſenſations (&
qui dans le moment fatal de
notre deſtruction, ſoutient encore nos mouvemens languiſ-
ſans) devient enſuite ſi précieux & ſi néceſſaire à notre
exiſtence, que ſi, par un ob-
ſtacle quelconque, le chemin
qui le tranſmet aux poumons
& le ramene de la poitrine,
vient à être coupé ou ſeulement intercepté, nous ne fai-
ſons qu'un pas de la ſuffoca-
tion à la mort. L'air eſt donc à
l'homme qui vit ſur la terre,
ce qu'eſt l'eau à celui qui ha-
bite dans la mer; c'eſt-à-dire,

fon principal élément & celui fans lequel il ne fçauroit fub- fifter , dès qu'une fois il eft forti de fa prifon maternelle. Telle eft la regle générale & la plus commune qui fouffre cependant les exceptions que voici :

1°. Ces plongeurs fameux que l'antiquité a vantés & dont l'hiftoire nous a confervé le fou- venir, qui reftoient fous l'eau des heures entieres fans aucune efpece de communication avec l'air. 2°. Ceux qui fans aucune précaution, font habituellement dans les Indes la pêche des per- les, du corail & des éponges , & qui difparoiffent long-temps aux yeux des fpectateurs. 3°. Ces jeunes Nègres de la Martinique & de Saint-Domingue, qui, pour trouver de beaux coquillages, vont en canot plonger à une demi-lieue du rivage & à plusieurs brasses d'eau, sans avoir d'autre attention que celle de se remplir la bouche d'un peu d'huile de palmier. 4°. Ces plongeurs infatigables de nos climats, qui sans le secours de la lanterne de Telliamed, sans la cloche de M. Halley, sans le vaisseau de Drebell avec sa liqueur, demeurent sous l'eau des demi-heures entieres, soit pour leur plaisir, soit pour se mettre à l'affut de quelques beaux poissons. 5°. Ces hommes léthargiques qui reposent sur le lit de la mort pendant des jours, des semaines

femaines & même des mois, fans
donner aucun figne de vie , &
par conféquent fans refpirer.
6°. Enfin, ces victimes malheu-
reufes qu'on a cloîtrées dans la
biere ou dans les charniers ,
parce qu'elles ne refpiroient
plus, & qu'on a vues reclamer
leurs droits à la vie, en faifant
retentir leurs voutes fépul-
chrales de leurs gémiffemens
lugubres & de leur rage dé-
fefpérée.

Perfonne ne fçauroit révo-
quer en doute ces obfervations
& ces exemples ; ils font attef-
tés par des Auteurs trop vé-
ridiques , & la mémoire d'ailleurs s'en renouvelle trop fouvent, pour que nous puiffions

avec justice leur refuser notre créance. Cependant, qui croiroit, après des faits auſſi certains, que la plûpart des Anatomiſtes & des Phyſiologiſtes répetent toujours à l'imitation de Galien, que l'homme ne peut vivre ſans reſpirer, & que la reſpiration manquant, la vie ceſſe au même inſtant ? *Reſpirantem non vivere, & viventem non reſpirare, impoſſibile eſt... Sublatâ reſpiratione tollitur vita. Lib. de loc. affeɔt. cap. ſ. & 10.* Qui croiroit encore que le célebre M. Halley dit expreſſément, qu'on ne peut manquer de reſpiration une demiminute, ſans être ſuffoqué ; & qu'un plongeur d'habitude qui eſt tout nud, qui n'a point d'éponge dans la bouche, ou qui n'est pas sous sa cloche, ne sçauroit rester plus de deux minutes sous l'eau sans y périr. Comment concilier les trois faits suivans avec une assertion aussi rigoureuse ?

Bacher, Capitaine Hollandois, se trouvant sur les côtes d'Hollande, vers le commencement de ce siecle, un homme s'élança subitement de la mer dans son bord au milieu de plusieurs matelots. La nouveauté de ce spectacle le surprit, & sa surprise augmenta encore, lorsqu'il entendit cet homme parler Hollandois, & lui demander en cette langue une pipe pour fumer. Sur la demande qu'on lui fit qui il étoit, il répondit qu'il étoit Hollandois, & que s'étant embarqué à l'âge de huit ans sur un vaisseau qui avoit péri avec tout l'équipage, il avoit vécu depuis dans la mer sans savoir comme cela s'étoit fait. Mais le Capitaine faisant signe de se saisir de lui, il s'en apperçut, & aussi-tôt il se rejetta à la mer. On dressa sur le champ un Procès-verbal de ce phénomene, & à l'arrivée du vaisseau, il fut déposé dans les Archives de l'Amirauté d'Amsterdam.

En 1726, le jeune Dutremblay de Bourges (le même qui a été Avocat du Roi au Bailliage de cette Ville) fut se bai-

gner avec plusieurs de ses cama-
rades; sachant tous nâger, ils
plongerent dans un bassin où
il y avoit environ huit pieds
d'eau. Après un certain trajet ,
ils reparurent tous à l'exception
de Dutremblay. Jusques-là ils
ne s'inquiéterent point de lui ;
mais un quart-d'heure s'étant
écoulé sans qu'il revînt sur
l'eau, ils le crurent égaré ou
noyé. Un d'eux en consé-
quence replongea & fut à sa
découverte. Dans quel étonnement ne fut-il pas quand il
retrouva son camarade tranquillement assis sur une pierre. Il le
saisit aussi-tôt par les cheveux &
l'amena à bord. On lui de-
manda ce qu'il faisoit sous l'eau;
il répondit qu'il y étoit resté

ſans ſçavoir comment, & ſans y éprouver aucune incommo-dité.

Un de mes parens vient de renvoyer un domeſtique nom-mé Bourguignon, qu'il avoit à ſon ſervice depuis quatorze ans. Cet homme ſans ſçavoir ni nâger, ni plonger, n'avoit pas de plus grand plaiſir que celui de ſe laiſſer aller perpen-diculairement & par ſon propre poids au fond d'une riviere poiſſonneuſe, & d'y reſter pen-dant un quart-d'heure & même une demi-heure de ſuite, juſ-ques à ce qu'il eût fait la priſe de quelques beaux poiſſons. Il marchoit au fond de l'eau, avec la même aiſance que ſur la terre , & le gouffre le plus profond ne lui faifoit pas peur. C'eſt un fait notoire à tous les Citoyens de Nevers.

Comment, en outre, regarder ce Jardinier Suédois dont il eſt queſtion dans les Ephémérides d'Allemagne, qui reſta ſeize heures ſous la glace ſans y être ſuffoqué ? Comment regarder cette femme dont parle Tilaſius, Garde de la Bibliothéque Royale de Stockolm, qui fut trois jours ſous l'eau ; & qui après en avoir été tirée, vécut encore bien des années ? Enfin, comment regarder cette jeune Larſdotter, de la Province de Dalie en Suede (dont l'hiſtoire fut envoyée au Secrétaire de l'Académie des

Curieux de la Nature), qui resta aussi pendant trois jours sous l'eau , & qui après avoir été pêchée, parvint à l'âge le plus avancé ? Il est donc certain que l'homme peut vivre quelque temps sous l'eau & dans l'air sans respirer ; il est donc certain encore , qu'il peut être privé de la respiration , non-seulement pendant deux minutes sans être suffoqué , mais même pendant des heures , pendant des jours ; & peut-être pendant des semaines , pendant des mois , pendant des années (*a*).

(*a*) Ceci paroîtra moins surprenant , si l'on fait attention que

La seconde loi de la Nature, c'est d'aller à la selle (*a*) au moins toutes les vingt-quatre heures, ou pour le plus tard, toutes les trente-six heures. Par-là nous pouſſons au-dehors, toutes les impuretés groſſieres qui continuellement s'amaſſent dans notre corps, & nous lui

---

l'homme & preſque tous les animaux commencent leur vie dans le ſein de leur mere ſans reſpirer; & qu'ils nagent pendant pluſieurs ſemaines ou pluſieurs mois dans un volume d'eau, qui ne ſçauroit leur permettre la reſpiration.

(*a*) Nous euſſions bien deſiré ne nous pas ſervir de cette expreſſion ; mais la difficulté de la rendre autrement, nous a contraint de l'adopter.

débarraſſons les voies par où ſe font & la nutrition & l'accroiſ-ſement. Sans ces excrétions, l'exercice de toutes nos fonc-tions eſt ſuſpendu, nos forces s'épuiſent, la nature ſe révolte, & une guerre inteſtine porte la déſolation dans toutes les parties de ſon ouvrage : voilà ce qui arrive le plus communé-ment. Cependant, combien y a-t-il de perſonnes qui reſtent long-temps ſans ſe préſenter à la garde-robe, & qui n'en éprouvent ni aucune eſpece d'incommo-dité, ni aucun dérangement dans la maniere de vivre ? La tradi-tion de tous les ſiécles, de tous les âges, de tous les temps, nous en offre pluſieurs exem-ples.

Combien de femmes sur-tout, qui depuis le moment qu'elles ont conçu , jusques à celui qu'elles accouchent, ne vont presque pas à la selle ? Alexandre Bénédicti nous cite une Vénitienne qui durant toute sa grossesse, n'alloit à la garderobe qu'à la fin de chaque semaine , encore n'étoit-ce que pour rendre un crotin de chevre , *paulum excrementi aridi caprino similis.* Nicole le Florentin ne nous parle-t-il pas d'une dame qui fut depuis l'instant qu'elle conçût , jusques au quarante - cinquiéme jour de sa grossesse sans se montrer une seule fois à la garde-robe, & qui se porta bien pendant cet intervalle, buvant & mangeant toujours avec un grand appétit ? *Multum comederit, biberit, & veluti sana permanserit.* Antoine Brassavola n'étoit-il pas neuf jours & quelquefois douze jours, sans aller à la selle? Malgré cela il jouissoit d'une parfaite santé & montoit tous les jours à cheval, *non ægrotabam, imo eram maximè sanus quotidiéque equitabam;* ce sont là ses propres termes. Les Ephémérides d'Allemagne ne nous fournissent-elles pas l'exemple d'une fille qui resta treize mois sans rendre ni urine ni excrémens ? (Louise Bourbonne, citée par M. Pomme, dans son Traité des Vapeurs, en fait le second exemple). Les Essais d'Edimbourg ne

font-ils pas mention d'une fille
nommée Jeanne Young, qui
pendant feize années de fuite
n'alloit à la felle qu'une feule
fois par an ? C'étoit toujours
au mois de Mars, & ce qu'elle
rendoit étoit comme des cro-
tes de brebis. Une dame de
la Paroiffe Saint Roch a été
pendant fept femaines entieres
& confécutives, totalement
conftipée, fans en éprouver la
moindre incommodité. Cette
dame (encore exiftante) a paffé
deux ans à ne vivre exactement
que de lait de vache, & c'eft
dans les fept premieres femaines
où elle a fait ufage de cette
nourriture, qu'elle a été conftipée. J'ai vu deux hommes de la
meilleure fanté, dont l'un n'al-

loit à la felle que de dix jours en dix jours, & l'autre de fix jours en fix jours. Je connois auffi une demoifelle bien fraîche & bien portante, qui ne fe préfente à la garde-robe que tóus les cinq à fix jours, & telle eft fa coutume depuis bien du temps. La loi naturelle qui nous affujettit à aller à la felle au moins toutes les vingt-quatre heures, ou pour le plus tard toutes les trente-fix heures, n'eft donc pas auffi générale qu'elle ne puiffe fouffrir, de même que la précédente, quelques exceptions : examinons maintenant les fuivantes.

La faim eft la troifiéme loi

qui commande au genre humain; c'est un besoin qu'il faut absolument satisfaire, pour se maintenir dans le bel ordre de son existence. La Nature y a pourvu, en nous offrant pour cet effet une grande partie de ses productions. Il s'agit seulement, de leur donner une préparation analogue à notre goût, & alors nous obéissons à sa voix avec sensualité. De quelqu'espece que soient ces productions, nous les appellons alimens, parce qu'en effet elles nous nourrissent, parce qu'elles rétablissent le mouvement dans le systême nerveux, parce qu'elles remontent (en raison de leur propre activité, & de celle des élémens qui les compofent) les refforts de la machine qui commençoit à languir & à s'affaiffer par les pertes qu'elle avoit fouffertes. Manger & boire, voilà donc l'attache de tous les hommes ; il faut qu'ils s'y rendent au moins une fois par vingt-quatre heures, autrement ils tombent par degrés dans le marafme, & courent à une mort inévitable. Cette règle n'eft cependant pas auffi univerfelle qu'elle le paroît d'abord.

Que penferions-nous des relations qu'on nous fait de ces Afites (*a*) obfervés par

______

(*a*) Tel eft le mot qui caraété-
les

les Anciens , & de celles que
nous ont confervées les Ouvrages , tant Académiques
que Périodiques ? Que penferions-nous de cette femme
dont parle le Patriarche Her-
molaus, qui paffa vingt jours
& même trente jours fans manger ? D'un homme qui , felon
le rapport du même Auteur, ne
vécut que d'air pendant quarante ans ? Que dirions-nous
du mélancolique d'Albert le
Grand, qui fut fept femaines
fans prendre d'autre nourriture
que de l'eau, encore ne buvoit-
il que de deux jours l'un ? De

---

rife les perfonnes qui font très-long-
temps fans manger.

F

cette fille de Narbonne, qui, fur le témoignage de Jacques Silvius, mena pendant l'efpace de trois ans entiers, la vie la plus faine & la plus tranquille, fans boire & fans manger ? De cette Allemande qui obferva la même abftinence avec la même rigueur & le même fuccés ? *Vifa in Galliâ Narbonenfi puella & altera in Germaniâ, quarum utraque tribus annis, nullo præter aerem cibo potuque vitam falubriter traduxit. Confil. adverf. fam.* Que dirions nous de cette autre femme Allemande citée par Jean Bocatius, qui durant trente ans fe paffa de toute efpece de nourriture ? *Germana mulier triginta annis in omnimodâ inediâ vitam traduxit.* De cette fille d'un Huiſſier Palatin, qui vécut ſept ans ſans boire & ſans manger ? *in Palatinatu.... puella quædam viatoris filia.... ſeptem annos ſine potu & cibo omni exegit....Sckenck. de Aſit.* De quel œuil regarderions-nous cette fille de Spire, dont parle Joubert, qui garda pendant trois ans l'abſtinence la plus ſévere, & qui reprit enſuite l'uſage des alimens ? Celle de Commerci, rapportée par l'Abbé d'Urſperg, qui ne prit aucune nourriture pendant deux ans & demi ? Celle que cite le Pogge, qui vécut douze ans ſans boire & ſans manger ? Quel jugement porterions-nous de cette Nicolet de Pallet, qui fut trente-cinq femaines fans boire & fans manger abfolument ? *Journal des Sçavans , Mars 1688.* De cet homme confiné aux Petites-Maifons, rapporté par l'Auteur de la République des Lettres , qui ne prit aucune nourriture pendant quarante jours & quarante nuits ? De ce Ferguiffon Anglois qui vé-cut dix-huit ans en n'ufant d'autre aliment que de l'eau ? *Journ. d'Angl. 1742.* Enfin, quelles idées aurions-nous de cette fille du Diocèfe de Toul, qui paffa vingt-huit mois fans boire & fans manger, fi ce n'eft un peu de miel qu'elle prenoit chaque jour à la pointe du cou-teau ? *Mercure , Août 1722.* De Jackfon, Ecoffois, qui étoit

des mois entiers fans manger ?
Tranfact. Philof. année *1720.*
De cette fille obfervée par Ble-
gny, & confignée dans le Journal de Médecine, qui ne prit
pendant fept femaines qu'un
feul bouillon pour toute nourriture ? & de plufieurs autres
obfervations raffemblées dans la
Bibliotheque choifie de Médecine, qui confirment toutes
que l'homme peut vivre très-
long-temps fans boire & fans
manger, & quelquefois fe bien
porter malgré cette abftinence
rigoureufe (*a*) ?

(*a*) Pourquoi, d'après ces faits,
n'ajoûterions-nous pas foi à ce que
nous dit M. d'Anville, du Pontife

Venons au sommeil & admirons-en les vertus. Il porte la paix dans l'ame & le calme dans les esprits, il rétablit le corps & lui fait oublier la peine & la fatigue. Ami de l'estomach, il en répare les forces, & le bien qui en résulte rejaillit sur tout le reste de la machine. Le temps où nous jouis-

---

de Thibet ou du Dalaï-Lama ? On ne sert journellement (dit cet Auteur) au Pontife Tartare, pour sa subsistance, qu'une once de farine détrempée dans du vinaigre, & une tasse de thé. C'est de cette pitance que le Pontife Thibetain, malgré le haut rang qu'il tient, & malgré le pouvoir qu'il a, est accoutumé de se contenter.

fons de fes avantages , nous le fait à jufte titre regarder comme le meilleur & le plus doux de notre vie : auffi le fouhaitons - nous autant que nous le regrettons quand il nous abandonne , fur-tout fi la veille qui lui fuccede rappelle les chagrins & les noirs foucis. La loi naturelle qui nous impofe le fommeil , nous dit en même temps de nous y livrer les deux tiers de la nuit ; c'eft une condition néceffaire pour vivre long-temps & pour fe bien porter. Ceux qui fe refufent à cette loi payent bientôt la peine de leur indocilité , & terminent le plus fouvent leur carriere par les maux les plus cruels &

les douleurs les plus aiguës. Tel est communément aussi le triste sort des personnes, qui malgré elles sont très-long-temps sans dormir. Cependant on en a vu quelques-unes, & l'on en voit encore qui n'éprouvent que peu ou point d'incommodité de veiller continuellement, & qui sont des semaines, des mois, & des années entieres, sans goûter les douceurs du sommeil.

Témoins ces hommes dont parlent Séneque, Fernel & Heurnius, dont le premier fut trois ans, le second quatorze mois, & le troisiéme, dix ans sans dormir. *Mecænatem tribus annis integris sine somno*

permansisse . . . *Seneca Libro
de Providentiâ. Mente captus
quidam menses quatuordecim
insomnes duxit. Fernelius Pathol. lib. 9 , cap. 2. Nizolium....
Decennium somnum non vi-
disse. Heurnius, de morb. cap.
capite 16.* Témoins encore ces
deux dames que rapportent
Montuus & de Sauvages, dont
l'une resta trente-cinq ans, &
l'autre quatre mois & plus,
sans pouvoir prendre de sommeil. *Novi mulierem quæ per
triginta quinque annos insom-
nis permansit sana & citra
noxam. Montuus de morbis,
lib. 1 , cap 27. Monspelii, mulier adolescens*..... *Per tres
pluresve menses somno indulgere
non poterat. Sauvag. in Nosol.*

method. artic. de Agryp... Nous en avons un autre exemple dans Pline le Naturaliste, qui fut l'espace de trois ans sans dormir. *Mihi, triennio supremo nullo horæ momento contigit somnus. Plin. lib. 7, Natur. Hist. cap. 51.* Nous pouvons y ajoûter ces garde-malades qui font quelquefois quarante jours & plus, sans s'appercevoir que le sommeil leur manque ; ces podagres, ces calculeux, ces mélancoliques & ces courtisannes qui font presque toute leur vie à solliciter envain les faveurs du sommeil ; enfin, ces matelots & ces soldats de mer & de terre qui résistent courageusement à des veilles excessives.

Passons à l'accroissement, & remarquons qu'il n'y a pas de loi naturelle qui semble aussi arbitraire que celle-ci. Qui peut mieux nous en convaincre que les exemples de ces accroissemens prématurés, que l'on trouve rassemblés dans l'Ouvrage immense de M. Planque ? De ce genre est cette fille qui dès l'âge de quatre ans avoit trois pieds & demi de haut, les mammelles & les parties de la génération comme une fille de dix-huit ans. Tel est cet enfant qui à six mois commençoit à marcher ; qui à quatre ans paroissoit capable de génération ; qui à sept ans avoit de la barbe & dont la taille égaloit celle d'un homme. Ajoutons-y cet enfant des environs de Prague, qui à trois ans étoit déja si grand & si fort, qu'il étoit en état de soutenir les travaux les plus pénibles ; qui à douze ans avoit la poitrine couverte de poil, & qui demandoit à être marié. Joignons-y encore cet autre de Rouen, qui à trente-huit mois donnoit les marques les plus évidentes de virilité : & n'oublions point celui qu'on amena en 1736 à l'Académie Royale des Sciences, qui à sept ans avoit quatre pieds huit pouces & quatre lignes de hauteur sans souliers. Mais puisque de toutes les dimensions du corps, nous nous bornons à parler seulement de

fa hauteur , concluons ici, &
difons que la hauteur la plus
commune de l'homme, com-
me de la femme adultes, eft
depuis quatre pieds neuf pouces jufques à cinq pieds &
demi.

Combien y a-t-il cependant
d'individus de l'un & de l'autre
fexe , qui font au-deffous ou
au-deffus de cette taille ? Il n'eft
pas befoin de fortir de nos
climats, pour en trouver des
exemples : tous les jours nos
yeux en font frappés ; mais
nous y fommes tellement
accoutumés , que loin de les
admirer nous n'y faifons pas
la plus legere attention. Malgré cette indifférence, voulons-

nous des exemples plus frap-
pans & plus nombreux dans
l'un & l'autre genre ? fortons de
nos contrées, & pour commen-
cer par les nains , tranfpor-
tons-nous dans la partie Occi-
dentale de la Ruffie. Nous
y verrons les Lapons , cette
branche des Finois, dont la
hauteur n'excede pas celle de
trois pieds. Ce peuple Ruffe
étoit confufément connu de
l'antiquité , fous le nom de
Troglodites & de *Pigmées* fep-
tentrionaux. Pouffons encore
notre curiofité plus loin , &
pénétrons jufques en Amérique.
Parmi les Eskimeaux qui font
une Nation du Canada , nous
en verrons une grande partie
dont la taille ne furpaffe pas

la hauteur de deux pieds & demi. Avons-nous befoin de re-
cherches fur les géans ? Nous
faut-il des obfervations fur ces
coloffes vivans ? parcourons les
terres Magellaniques , & nous
y remarquerons un peuple entier dont les hommes ont dix
à douze pieds de haut. Witflict
nous a donné une defcription
curieufe de ce peuple , connu
fous le nom de *Patagons* ; &
depuis , les Capitaines Guyot,
de la Gyraudais , & le Com-
modore Biron nous en ont
rapporté les traits les plus frap-
pans & les hiftoires les mieux
détaillées.

Enfin , fans nous écarter de
la France , n'a-t-on pas dé-

couvert fur la fin du fiécle dernier (l'an 1692) dans le Bourg de Laffe en Anjou, un terrein qui renfermoit quinze à feize fépulchres de dix, douze, quatorze & de dix-fept pieds de long, avec les cadavres de la même longueur? Mais n'infiftons pas davantage fur un objet dont il n'eft plus poffible de contefter l'exiftence, d'après ce que viennent d'en dire prefque récemment MM. Barrow & l'Abbé Coyer. Affurons feulement que l'Hiftoire du Corps Humain de Salonique, qui avoit quarante-cinq coudées de long, & celle de ce Dauphinois, qui avoit dix-huit pieds de haut, ne font pas plus fabuleufes que celles

celles du Nain du Duc de Créqui, du Bébé du Roi de Pologne, & de Gérard Var-veick, Hollandois, dont le premier n'avoit que trente pouces, le second que vingt-huit, & le dernier que vingt-sept pouces de hauteur. Assurons encore qu'il y a eu de tout temps des Nains & des Géans, & dans tous les pays du monde. L'accroissement est donc une des loix de la Nature qui comporte le plus d'exceptions; & les détails que nous venons d'exposer, ne permettent plus d'en douter.

Les regles de la génération, qui est la sixiéme loi naturelle, ne different pas beaucoup de celles de l'accroissement. Tous les êtres de la Nature doivent se reproduire ; mais se reproduisent-ils tous en effet ? C'est ce qu'il s'agit d'examiner, du moins quant à l'espece humaine. Il est inutile d'entrer ici dans la description des organes néceſſaires à la propagation, & qui caractériſent les deux ſexes. Nous allons, dès ce moment, obſerver les variations que la Nature y établit. Perſonne n'ignore que dans l'un & l'autre ſexe, il ſe rencontre des êtres qui, dès leur naiſſance, ſont entiérement privés de quelques-uns de ces caracteres ſi précieux à notre exiſtence. Que d'exemples n'avons-nous pas de productions humaines, à qui la Nature a refusé les réservoirs du germe générateur ? *Sunt eunuchi qui de matris utero sic nati sunt. Sanct. Math. Sanct. Hyeron. Euseb. Sckenck. Holler. &c. &c.* Combien d'enfans mâles n'ont jamais eu d'autres preuves de leur sexe, que des témoins isolés & flottans sans appui ? *Misellus infans natus apud nos est qui . . . . . carebat membro virili : cujus loco foramen, quo urinam profundebat, conspiciebatur : scrotum cum ambobus testiculis, ut in aliis conformatum visebatur. Thob. Cucul. observ.*

Combien d'adultes à l'approche d'un sexe enchanteur,

n'ont jamais éprouvé cette fenfation voluptueufe qui enchaîne
la raifon , & manifefte les defirs ? Combien n'y en a-t-il pas
qui , malgré les puiffantes im-
preffions de la volupté , n'en
ont preffenti que les delices
imaginaires , fans goûter jamais une félicité parfaite ? Combien n'en exifte-t-il pas encore
qui (après avoir joui de toute
la délicateffe des fens dans la
poffeffion d'un bien qui excitoit
leurs defirs) n'ont jamais recueil-
li ces doux épanchemens que
procure à l'ame, l'heureufe fécondité du germe reproduc-
teur ? Que de femmes en naiffant , font affligées du trifte
fleau de la ftérilité ? Que de
familles éteintes & étouffées

dans le foyer qui devoit les entretenir & les propager ? D'un côté, c'est une barriere invincible qui nous ferme le chemin à la postérité ; c'est l'œuf fécondé qui ne sçauroit pénétrer dans la cavité desti- née à le recevoir, ou la cavité elle-même qui s'oppose au dé- veloppement de l'œuf, par le renversement & la position de ses parois. De l'autre côté, c'est un tempérament indo- lent, & incapable d'aucune émotion vive ; c'est une ma- trice séche & avare, ou qui, continuellement arrosée par une sérosité fatale, ne peut garantir de la destruction les dépôts qu'on lui confie. Telles sont les circonstances préjudi-

G iij

ciables, qui se rencontrent quelquefois dans les deux sexes. Tels sont les cas qui excluent communément la génération, & déterminent la stérilité, mais qui cependant ne troublent en rien l'œconomie animale des individus qui les comportent.

Enfin, nous atteignons la septieme & derniere loi naturelle, qui, comme nous l'avons dit plus haut, ne regarde que le sexe féminin. C'est lui que la Nature a choisi pour y déposer le germe propagateur de l'espece humaine, & le conduire successivement à son parfait développement, par des routes encore secretes & impénétrables. Le moment qui établit la perfection de ce développement, se manifeste dans les derniers jours du neuviéme mois, ou les premiers jours du dixiéme après la conception : c'est le terme auquel communément nous naiſſons tous , & de tout temps il a été reconnu pour l'époque de l'accouchement. Mais cette époque constitue-t-elle une loi si générale qu'elle n'en admette point de particuliere ? La Nature a-t-elle fixé le temps de l'accouchement, (aux derniers jours du neuviéme mois, ou aux premiers jours du·dixiéme,) avec tant de précision, qu'il ne puiſſe y avoir des parts (*a*) ni avant, ni après ce terme ?

Si cet arrêt étoit irrévocable, de quel œuil verrions-nous ces parts qui se sont faits, & qui se font encore quelquefois à six, à sept & à huit mois, sans fournir d'autre remarque, sinon qu'ils dévancent le terme le plus commun ? Pourrions-nous ne pas témoigner notre sur-prise à la vue de ceux de dix, onze, douze, treize & qua-torze mois ; de ceux d'un an & demi, de deux & de trois

____

(*a*) Part , mot synonyme de l'ac-couchement.

ans , dont l'époque a si fort effrayé certains Physiciens, que ne pouvant en reconnoître la possibilité , ils ont refusé leur créance à des faits appuyés sur des preuves authentiques ? Combien de femmes qui , à l'exemple de la dame Pannenc, n'accouchent réguliérement qu'à la fin du dixiéme mois de leur grossesse ? Combien d'autres , à l'exemple de la dame Meisner , portent leurs enfans pendant treize mois ? Combien n'en voit-on pas qui , comme la dame Dulignac , n'accouchent qu'à treize mois & demi de grossesse ? Enfin veut-on des exemples de femmes qui accouchent à toutes sortes de termes , tantôt à dix & à onze mois, tantôt à quatorze & à dix-huit , & tantôt à vingt-trois mois? Nous citerons cette femme de Beaucaire, qui consultoit Dortoman (sçavant Médecin de Montpellier) sur une grossesse de vingt-trois mois , & qui mit au monde, quelque temps après , un enfant déja muni de dents & de cheveux. Il nous seroit facile de multiplier les exemples , mais abandonnons une matiere qui vient d'être si victorieusement discutée par M. A. Petit, pour nous occuper du développement du fœtus , & pour faire observer les particularités dont il est quelquefois accompagné.

Si nous jugeons des choses

par les événemens qui en caractérifent les genres, le fœtus
humain, ainfi que nous l'avons
déja dit, doit fe préfenter avec
une tête fans cheveux & fans
dents, avec un cerveau & un
cervelet, avec deux yeux & un
nez, avec deux bras & deux
avant-bras, avec deux cuifles &
deux jambes, avec cinq doigts
à chaque pied & à chaque main,
avec les parties génitales, avec
une langue, avec un cœur,
avec deux poumons, avec un
eftomach, avec un foie & fa
véficule du fiel, avec une
rate, avec fix inteftins, avec
deux reins & deux uretères,
avec une veflie, &c. &c. Cependant que d'obfervations ne
pourroit-on pas raffembler fur

des fœtus venus à terme, ſoit morts, ſoit vivans, & qui ſe ſont trouvés hors de cette régle générale ?

1°. Aucun Anatomiſte ne peut conteſter qu'il naiſſe des acéphales (*a*), ſur-tout d'aprês les témoignages de Wiel, Paré, Véſale, Tulpius, Lédélius, Paw, Bidloo, Wepfer, Ruiſch... & d'après celui de M. Sulſman qui nous a rapporté l'obſervation ſuivante. L'an 1726, le 6 d'Avril, une femme de Straſbourg, mariée depuis huit mois, mit au monde une fille de ſix mois qui n'avoit pas de tête. Il lui ſortoit au-deſſus des épaules

____

(*a*) Fœtus ſans tête.

une subſtance molle aſſez ſemblable à la partie inférieure du
col , mais où l'on ne voyoit aucune marque des os du crâne,
du cerveau , ni de quelqu'autre partie de la tête ; la bouche , les yeux, le nez & les
oreilles manquoient. Cette même fille n'avoit ni eſtomach ,
ni foie, ni rate, &c. &c. *Jour-*
nal des Sçavans , Décembre
1726 (*a*) Qu'il y ait des fœtus

(*a*) Il eſt donc probable que les
Naturaliſtes anciens qui , ſur la foi
des Voyageurs, ont écrit qu'il y avoit
dans la Scythie & dans l'Inde des
acéphales, ne ſe font pas laiſſés in-
duire en erreur , & qu'ils ont rapporté des faits très véritables.

Pourquoi ne croiroit on pas en-

dont le crâne soit totalement creux & dépouillé de cerveau, de cervelet & de moëlle, c'est encore un fait également attesté par les mêmes Auteurs.

2°. La dentition ne se fait communément que vers le six, le sept ou le huitiéme mois de la naissance ; elle commence par une dent incisive, & finit par les dents molaires qui percent rarement avant l'âge de

---

core Saint Augustin , qui assure avoir vu dans la basse Ethiopie un grand nombre d'hommes & de femmes sans tête ? *Vidimus (in inferioribus partibus Ethiopiæ) multos homines & mulieres capita non habentes.* Aug. Serm. 37.

deux ans. Cependant combien ne voyons-nous pas d'enfans, chez lesquels la dentition s'est manifestée dès le moment de leur naissance ? témoin celui de la femme de Beaucaire , dont nous avons parlé ; témoin celui de la femme d'un Médecin d'Orléans, qui naquit en 1769 avec plusieurs dents (*a*). A

(*a*) J'aurois vu cet enfant, si dans le temps que ce confrere me fit appeller, je n'eusse été alors à la campagne. Cet enfant pesoit environ dix-huit livres. Il ne sortit .du sein de sa mere (très.délicate, & âgée de 42 ans) qu'avec beaucoup de peine, & , pour ainsi dire, qu'à l'aide du tire-tête qu'employa prudemment M. Rivasseau son accoucheur. Cet enfant ne put être qu'ondoyé.

d'autres enfans il arrive non-
feulement que la dentition eft
tardive , mais même qu'elle
refte en partie fupprimée pendant tout le cours de leur vie.
Les Ephémérides d'Allemagne
font mention d'un Conful &
d'un Chirurgien qui n'avoient
jamais eu que les dents molaires.

3°. Les cheveux ne pointent
& ne s'élevent communément
de leur bulbe, qu'environ trois
mois après la naiffance : les
poils & la barbe ne fortent de
la peau , & ne rampent fur
l'épiderme qu'au paffage de l'a-
dolefcence à la puberté. Que
d'exemples cependant qui fem-
blent contredire cette loi générale ?

nérale ? Combien de fœtus qui, comme celui de cette femme de Beaucaire, naissent avec des cheveux ? Combien d'enfans encore possédent les avantages de la puberté, sans les avoir acquis, par ce laps de temps qui s'écoule du premier âge, à celui de douze ou de quatorze ans ? (Voyez l'article de l'accroissement.)

4°. Les yeux sont l'organe d'un sens à qui nous devons en partie la connoissance de nous-mêmes, sans lesquels nous ne pouvons ni contempler parfaitement, ni distinguer facilement, ni juger sainement les différens ouvrages de la Nature. Il arrive cependant que nous

H

en sommes privés quelquefois, ou en total ou en partie. En total, comme ce garçon dont il est fait mention dans les Mém. de l'Acad. Roy. des Sc. de l'année 1721, qui naquit sans yeux, avec les orbites creuses, & les paupieres indivises. En partie, comme ces Cyclopes que Borrichius rapporte dans le Journal de Copenhague, & qu'il avoit vus à Paris chez M. Tamponette, Chirurgien-Accoucheur. Le premier étoit un enfant mâle qui n'avoit pas de nez, & qui avoit six doigts à chaque pied & à chaque main : l'autre Cyclope étoit fémelle (*a*).

____

(*a*) L'Histoire des Cyclopes n'est

5°. Les extrémités supé-
rieures du corps, qui com-
prennent l'épaule, le bras,
l'avant-bras & la main, fem-
bleroient par la commodité &
l'utilité que la Nature y a attachées, ne devoir jamais s'é-
carter du point où nous fommes accoutumés de les voir.
Combien de fois cependant,

---

donc point auffi abfurde, ni auffi
puérile que l'ont prétendu quelques
Auteurs. Quand le Docteur de l'Eglife
que nous avons cité plus haut, nous
affure avoir prêché l'Evangile dans la
baffe Ethiopie, à des peuples qui n'a-
voient qu'un œuil au milieu du front,
nous pouvons donc l'en croire fur fa
parole, fans donner dans le fabuleux.

n'en font-elles pas forties, pour étendré le cercle où fe trouve, par exemple, M. G.... de la R*** qui eft né fans avant-bras ?

6ᵉ. Les extrémités infé-rieures, que l'on croit auffi né-ceffaires que les fupérieures , ont-elles toujours accompagné le corps, avec cette belle confor-mité & cette régularité qui les caractérifent communé-ment ? Pour être perfuadés du contraire , répréfentons - nous l'enfemble & l'état de ces malheureux eftropiés de naif-fance, que l'on rencontre affez fouvent fur les Quais, ou qui font retirés dans les Hòpi-aux. Ne nous eft-il pas ar-

rivé, en outre, de voir manquer ces extrémités inférieures
en partie, comme dans cet
homme qui, suivant le récit
d'Haly-Rodoham, dans ses
Commentaires sur Galien,
étoit né sans pieds & sans
mains (*a*). Une autre fois,
ces mêmes extrémités ne font-
elles pas venues doubles, comme à ce jeune homme de
quatorze ans, que M. A. Petit
a vu avec quatre cuisses & quatre jambes, deux desquelles

(*a*) Parmi les Péruviens il y en
a quantité, qui naissent ou sourds,
ou muets, ou aveugles. Il y en a
d'autres à qui il manque quelque
membre en naissant.

H iij

lui fervoient à marcher, tandis que les deux autres lui pendoient au-devant du ventre, & n'avoient prefque point d'action (*a*) ?

7°. Si nous confultons le cours de la nature, nous devons naître avec cinq doigts à chaque pied & à chaque main. Que de fœtus cependant, à l'exemple des Cyclopes dont nous avons parlé, s'écartent de cette loi ? Combien d'autres reffemblent à cette fille de Strasbourg, qui naquit en 1591 , fans avoir

---

(*a*) Ce jeune homme courut la Province, il y a à peu-près trente ans, & bien des perfonnes m'ont dit l'avoir vu.

aucun doigt ni aux pieds ni aux mains (*a*) ?

(*a*) Il n'eſt point ici queſtion de ces Sauvages que les Hollandois nomment *Beken* , & qui habitent à l'occident de Paramaribo. On a cru long-temps que parmi eux, il naiſſoit des tribus entieres qui n'a-voient naturellement que trois doigts à chaque main. Mais des Hiſtoriens plus exacts & plus inſtruits des mœurs de ces peuples , nous ont appris que cette diſette de doigts qu'on leur remarquoit , venoit de ce que ces Sauvages , par un cérémonial d'uſage, ſe coupoient un article des doigts lorſqu'ils perdoient ou un mari , ou une femme , ou quelqu'un de leurs proches. Chacun peut porter le deuil à ſa maniere.

Les Hottentots & les Caffres ,

8°. Les organes de la génération font des parties trop
effentielles, trop chères à notre exiftence, pour ne pas de-
firer de les voir dans l'enfant
naiffant. Un pere attend une
fille qui repréfente fa mére,
une mere efpere un fils qui
perpétue fon pere : quoi de
plus preffant alors, que de faifir
l'enfant qui fort à peine de fa
prifon maternelle, & de cher-
cher quel fera fon fexe ? Cette
recherche bien naturelle, combien de fois n'a-t-elle pas mis

---

peuples de l'ancien continent, &
par conféqüent tout oppofés aux
Beken, fe mutilent dans ce goût-là,
& pour des motifs femblables.

l'alarme , que de troubles , que de divisions n'a-t-elle pas souvent fémé dans les familles? Cet enfant fur lequel on fondoit toutes les efpérances , qui devoit diffiper la difcorde, donner la paix, naît avec l'impoffibilité phyfique de procurer tous ces avantages. (Voyez ce que nous avons dit au fujet de la génération.)

Dans une autre occafion, ce font des enfans qui au lieu de montrer, dès l'origine, cette impuiffance fenfible de fe reproduire un jour, paroiffent, au contraire, formés pour réunir dans leurs parties génitales, les forces d'Hercule , & la vigueur d'Achille. Tel étoit cet homme de Boulogne, qui avoit double le principal organe extérieur de la génération. *Vidimus Bononiæ in publicis diſſectionibus, cadaver viri qui duplicem habuit penem. Joann. Jacob. Weck. obſerv.* Tels étoient ces triorques (triorchis) dont parlent Sckenckius, Montuus, Fernel & Veſale. *Aliquando tres teſtes viſos in quibuſdam, id quod familiis nonnullis proprium & ſingularis libidinis argumentum exiſtit. Sckenck. obſervat. 3. de teſticulis. Quos vocant triorchos eſſe ſolent libidinis indomitæ ; quod verum eſſe ſcimus in quodam viro. Montuus, cap. 37. Tertium teſticulum omnibus cujuſdam familiæ ſuperare novimus. Fernel.*

pathol. cap. 8. Interdum tres testes simul reperiuntur. Vesal. de corp. hum. fabr. cap. 13. Telle étoit encore cette famille illustre de Bergame (les **Co**gloni) dont la plûpart des mâles naissoient triorques. *Bergami familia Coleonum illustris .... hoc peculiare habere fertur, ut multi ex eâ familiâ mares, tres habeant testiculos. Hinc proverbium Italis usitatissimum* (Cogloni da Bergamo) *de re monstrosâ & inauditâ, non autem ut vulgus autumat, de homine stupido & obscæno. Sckenck. de testicul.*

Dans une autre circonstance, ce sont des enfans qui portent à la fois les deux sexes. Témoins ces androgines de tous les temps , & ces filles her-maphrodites qui se firent voir publiquement à Paris dans les années 1750 & 1751 , & dont les estampes se sont répan-dues dans les Provinces (*a*). Enfin , l'on voit des

---

(*a*) Les Hermaphrodites sont plus communs dans les pays chauds , que dans les régions froides. La Floride de l'Amérique australe , en produit davantage que la Floride de l'Amé-rique septentrionale ; & le Mogo-listan , cette partie de l'ancien con-tinent , en fournit moins que cette derniere Floride. En Espagne , & au sud de l'Italie , les androgines sont bien moins rares qu'en France.

Presque tous les végétaux naissent

enfans qui , comme celui de

---

hermaphrodites. Chacun renferme dans fa corolle ou fa fleur, les parties mâles & fémelles. Prefque toutes les plantes annuelles qui fe forment à l'entrée du printemps , qui naiffent au milieu de cette faifon, qui croiffent & décroiffent dans l'été , & qui périffent dans l'automne, font dans ce cas-là. Prefque tous nos arbuftes qui aiment la grande chaleur , font androgines ; témoins le pêcher , l'abricotier , le rofier , le grenadier , le jafmin , le thim , le romarin , &c. &c. Prefque tous les arbres qui croiffent dans le nouveau continent, font hermaphrodites , tels que ceux qui donnent le caffé , le thé, la cannelle, le girofle, le gayac, le quinquina, le féné, la cafle , le tamarin , &c. &c.

Rénée Sécond que M. Me.

Au contraire, les plantes aquatiques, celles qui font vivaces, ou marécageufes, les arbriffeaux qui viennent le long des ruiffeaux & des rivieres, les arbres qui s'élevent dans nos vaftes forêts, ceux qui peuplent les montagnes du Nord & des Alpes; en un mot, ces différentes productions végétales ont prefque toutes leurs fleurs féminines féparées de leurs fleurs mafculines, ou fur le même pied, ou fur des pieds différens. Telles font la lentille d'eau, le ruban d'eau, la flèche d'eau, le volant d'eau, le chanvre, le houblon, le bled de Turquie, la larme de Job dans la claffe des plantes. Tels font le peuplier, l'aulne, le faule, le piment-royal, l'ofier, le coudrier, dans la claffe des arbriffeaux; enfin

ry , célébre Chirurgien de l'Hôtel-Dieu, accoucha le 30 Janvier 1716, ne font ni garçon ni fille , & fur lefquels il n'y a , tant à l'extérieur qu'à l'intérieur, aucune marque de fexe , & par conféquent aucune partie néceffaire à la gé-

---

tels font le chêne , le liege, le fapin, le hêtre , le cyprès , le cédre , le frêne , le grand érable, dans la claffe des arbres.

Il y a auffi quelques infectes , quelques vers , quelques teftacés , chez qui l'hermaphroditifme eft naturel ; & parmi les quadrupedes il n'y a aucune efpece où il foit plus fréquent que dans les vaches , furtout dans celles qui font indigenes à la Hollande.

nération. *Mémoires de l'Acad. Royal. des Sc. ann. 1716.*

9°. La langue est peut-être la partie du corps humain, la plus flexible & la plus sensible ; elle est l'organe immédiat du goût, & le principal instrument de la voix ; elle sert à la mastication, à la déglutition, à la suction, à l'expuition, &c. Tous ces usages différens nous la font considérer, à juste titre, comme une partie des plus importantes de l'œconomie animale, & des plus nécessaires à son soutien. Cette partie cependant, malgré toutes ces belles prérogatives qui lui sont attachées, nous nous en trouvons

vons quelquefois dénués, dès l'instant de notre existence. Nous aurions encore sujet de nous consoler de cette privation, si nous avions le libre exercice des fonctions de cet organe, comme cette fille de quinze ans, née sans langue, que M. de Jussieu vit en 1718, dans son voyage de Portugal. Cette fille avoit à la place de la langue une petite éminence en forme de mammelon, qui s'élevoit du milieu de la bouche, à la hauteur de trois à quatre lignes. S'il arrive qu'il naisse des enfans sans langue, il en nait aussi qui en ont deux, & nous en avons un exemple dans cette fille de Vitray, dont l'observation nous a été donnée dans le Mercure de l'année 1763, par M. le Roux, Médecin.

10°. Le cœur (cette partie musculeuse que tous les Anatomistes & les Physiologistes regardent comme absolument nécessaire à tout animal qui vit) est-il d'une nécessité si indispensable, qu'il ne doive jamais manquer dans les fœtus, à quelque terme qu'ils se présentent ? Cette assertion se trouve démentie par l'histoire de cette fille de six mois, que M. Mery disséqua en 1720. Cet enfant qui (suivant son expression) étoit un monstre parfait, n'avoit ni cœur, ni poumons, ni estomach, ni foie, ni rate, ni reins, ni inteſtins grêles. . . . *Mémoires de l'Acad. Royale des Scienc. année 1720.* Dans quelques fœtus, le cœur eſt double, comme dans celui dont M. Collomb, Chirurgien de Lyon, fit l'ouverture en 1744. Dans d'autres, il a trois ventricules, au lieu de deux, comme l'a obſervé M. Chemineau, Médecin de la Faculté de Paris. Quelquefois enfin, il n'a qu'un ventricule, comme dans cet homme de vingt-ſept ans, dont il eſt parlé dans les Ephémérides d'Allemagne.

11°. Les poumons nous offrent à peu-près les mêmes phénomenes que le cœur : il y a des fœtus qui n'en ont point, comme *ce monſtre par-fait de M. Mery*. Il y en a qui n'en ont qu'un, comme ce garçon Serrurier, dont l'hiſtoire eſt rapportée dans le Journal de Verdun, à l'année 1733. Il y en a d'autres à qui l'on en trouve cinq, comme on l'a obſervé dans cet homme de vingt-ſept ans, dont le fait eſt conſigné dans les Mémoires de l'Acad. Royale des Sciences de l'année 1728.

12°. La Nature nous expoſe de nouvelles variations dans l'eſtomach Ce viſcere a manqué non-ſeulement dans certains fœtus, ainſi que nous l'avons remarqué plus haut;

mais encore dans une femme de quarante-cinq ans, dont Lowenwald fit la diffection.

13°. Si nous continuons nos obfervations fur la véficule du fiel , nous verrons avec M. Littre , un enfant de neuf jours, fans aucune apparence de cette poche, quoique le foie fut d'ailleurs très-bien conformé. On peut confulter à ce fujet les Mémoires de l'Académ. Royale des Scienc. de l'année 1705.

14°. Le foie & les inteftins ne font point exempts de ces prétendus défordres, & nous en avons une preuve dans cette fille de fix mois, dont nous venons de faire mention.

15°. Poursuivons nos recherches sur la rate, & nous y découvrirons des particularités qui, pour être moins rares, n'en sont pas moins frappantes. Des observations multipliées prouvent qu'elle n'est point absolument nécessaire à la vie, & dans le nombre, nous ne citerons que celle de Dulaurent, qui vit disséquer un jeune homme qui n'avoit pas de rate, & celle de Kerckring qui fut témoin de la même singularité dans deux enfans (*a*).

______

(*a*) Ce fait cessera d'être étrange,

16°. Paſſons actuellement à l'examen des reins & des uretères. Une étude réfléchie nous convaincra qu'il y a des fœtus totalement dépourvus de ces parties, & d'autres qui nous préſentent ſouvent des variétés dans leur ſtructure & dans leur nombre. En 1681, on exécuta un homme qui n'avoit qu'un ſeul rein. *Journal des Sçav. de la même année.* En 1707, M. Littre ouvrit un enfant de

---

ſi l'on conſidere que les Anatomiſtes & les Phyſiologiſtes, ne nous ont donné juſques à préſent que des conjectures ſur l'uſage de la rate, ſans établir la néceſſité du rapport de ce viſcere avec les autres.

quatre ans, où il ne trouva aucun vestige du rein gauche & de l'uretère du même côté. *Mémoires de l'Acad. Royale des Scienc..* En 1730, M. Duvivier, Chirurgien Major de l'Hôpital de Thionville, observa à l'ouverture d'un Suisse, que son corps n'avoit qu'un seul rein. *Mémoires de l'Acad. Roy. des Sc.* Riolan lui-même en disséquant un homme qui avoit été pendu, remarqua deux uretères à chaque rein, trois émulgentes au rein droit, & une au gauche (*a*).

(*a*) Les émulgentes sont les vaisseaux destinés à la nourriture des reins.

17°. Enfin, nous terminerons tous ces détails par des réflexions fur la veffie. La Nature y établit des exceptions auffi fenfibles, que dans les parties que nous venons de parcourir. Tantôt elle manque tout-à-fait, comme à cette femme qui n'avoit ni veffie, ni matrice, ainfi qu'on peut le voir dans les Ephémérides d'Allemagne. Tantôt elle eft double, comme dans cet homme de foixante & quinze ans, qui mourut à Dijon, en 1702. *Journ. de Trévoux de la même année.*

Il ne fuffit pas d'avoir expofé les principaux écarts de

la Nature , de les avoir appuyés d'exemples fondés sur l'expérience & l'observation , d'y avoir porté la lumiere au milieu des ténebres dont ils étoient enveloppés , de les avoir indiqués de maniere à en assurer la certitude : il faut maintenant assigner la détermination qui leur convient , fixer le degré de considération qu'ils méritent , dévoiler leur origine , leurs causes, la qualité de leurs effets & le caractere de leurs loix. Enfin , il faut découvrir si ces écarts sont des erreurs, des désordres, des choses non naturelles, ou des états contre nature ; s'ils sont des effets surnaturels , des merveilles, des prodiges ,

des monstres, ou des exceptions, des phénomenes & des
variations de la Nature.

La Nature, comme notre
souveraine, doit nous com-
mander, & comme ses sujets
nous devons lui obéir. Le
genre humain faisant une partie de ses productions, c'est
par elle qu'il est formé, qu'il
vit & qu'il nait; c'est par elle
aussi qu'il croît, & qu'il dé-
croit. Toutes les actions de la
Nature sont dirigées par des
loix simples, uniformes, cons-
tantes & invariables. Elles
émanent toutes de causes &
d'effets naturels & nécessaires,
que l'expérience nous met à

portée de connoître. Si parmi ces loix, ces causes & ces effets qui déterminent la Nature à agir, il y en a que nous ne sommes pas accoutumés de voir, avec lesquels nous ne sommes pas encore familiarisés, dont la connoissance résiste à nos recherches, & dont la confusion fatigue nos sens; nous ne devons pas moins les regarder comme des objets fixes, certains, naturels & nécessaires. Cessons donc de mettre notre esprit en travail sur ces sortes d'effets, de nous inquiéter en raison de leur étendue, d'avoir recours à notre imagination, qui, livrée à des caprices séducteurs, devient un guide suspect.

Ne faisons point honneur des phénomenes qui nous alarment à des chimeres, ou à des causes fictives ; & plutôt que de substituer des mots équivoques à des causes qui nous échappent , avouons sincérement que la Nature a des ressources qui nous sont inconnues , que dans la chaîne de ses loix il se trouve des nœuds dont la solution surpasse nos efforts. Enfin , laissons à nos descendans & à des siécles plus éclairés , ce que tout le temps & l'expérience de nos jours ne peuvent probablement pas encore résoudre.

Ces principes établis , présentons actuellement les idées

que l'on doit se former de tous les écarts de la Nature, que nous avons rapportés dans cette exposition. Ces écarts sont des variations, des phénomenes, ou plutòt des effets qui, malgré leur rareté, n'entrent pas moins dans l'ordre, que tous ceux qui sont usités & qui ne peuvent avoir pour nous aucune apparence de nouveauté. Ce sont des exceptions aux régles communes de la Nature, qui ne participent pas moins à sa régle univer-selle, parce qu'elles découlent de leur essence & de leur organisation particulieres, parce qu'elles sont mises en mouve-ment par un ordre supérieur, & qu'elles sont les suites de

caufes naturelles qui agiffent,
comme elles doivent infailli-
blement & néceffairement agir.
C'eft à des loix particulieres,
que ces phénomenes, ces variations obéiffent, & ces loix
font auffi fixes & déterminées,
auffi fimples & uniformes, auffi
conftantes & invariables que
les loix générales.

L'homme, tel que nous fommes accoutumés de le voir,
conformé fuivant la maniere
commune, foumis à des loix
naturelles & générales, n'a-
git-il pas dans tous fes progrès, dans tous les changemens qu'il éprouve, d'après
l'effence & l'organifation qui
lui font propres ? Ses actions

ne dépendent-elles pas de la combinaison de ſes organes, & de la nature de ſes principes? N'eſt-ce pas l'énergie de ſes facultés raſſemblées, les ſubſtances qui le compoſent, l'impulſion qu'il reçoit, qui néceſſitent ſes opérations? La même marche & le même méchaniſme s'obſervent dans cet homme que nous appellons un monſtre, parce que nos yeux choqués des variétés qu'il offre dans ſa figure, dans ſa forme & ſon enſemble, n'ont pas voulu l'admettre parmi nous.

Continuons avec courage le ſacrifice des préjugés, & nous verrons que le phrénétique, le

le poitrinaire, l'hipocondriaque, ne font pas plus des
objets contre nature que cet
individu qui jouit des avantages de la fanté. Le phrénétique agité d'un délire con-
tinuel, fe tourmente avec vio-
lence, & s'abandonne par in-
tervalles à des emportemens fu-
neftes ; parce qu'un corps étran-
ger qui dirige fes attaques contre le fiége de la raifon, trou-
ble & renverfe l'œconomie de
fon intelligence. C'eft pour
recouvrer des droits ufurpés
par cet ennemi redoutable,
qu'il fouleve toutes les parties
de fon être, pour triompher
d'une puiffance qui tend à le
fubjuguer. Le poitrinaire ne
touffe & ne crache, que pour

chasser de son système pulmonaire une humeur incommode qui s'y est établie , ou qui s'y est portée de quelques parties voisines , & dont la présence interrompt son repos & détruit son bonheur. L'hipocondriaque, victime du souci qui l'obsede, renonce aux charmes de la société , pour habiter la triste solitude , & préfere la vie oisive & champêtre à la vie civile & tumultueuse ; parce que la mollesse de son tempérament , la délicatesse de ses fibres, la grande sensibilité de ses nerfs, ne lui permettent plus de vivre avec licence ; qu'ils lui interdisent l'usage des plaisirs & la liberté de satisfaire indifféremment ses goûts.

Enfin , portons le dernier coup à l'idole si long-temps respectée , & nous n'accorderons aucune difformité à ces bossus, ces caigneux , ces rikets, ces boiteux, ces rabougris, ces abatardis..... Leur espece n'appartient pas moins à la Nature , que celle des Adonis & des Akansans de l'Amérique (*a*). Les premiers, quoiqu'on leur impute des défauts imaginaires , sont aussi

---

(*a*) Les Akansans sont les plus beaux hommes qu'il y ait dans le nouveau continent. Ils ont la taille relevée , les traits de la face réguliers, les yeux bien fendus , l'iris bleuâtre , & les cheveux fins & blonds.

K ij

parfaits dans leur combinaison que les derniers. L'organisation des uns comme des autres, n'est-elle pas l'ouvrage de la Nature ? Les mouvemens ou façons d'agir dont cette organisation est susceptible, ne sont-ils pas physiques ? Mais pourra-t-on nous objecter, d'où vient cette différence si sensible, si manifeste entre des êtres qui n'ont que le même auteur ? Le principe de cette différence consiste en ce que le germe qui a produit cet homme beau & bien fait, a été déposé dans une matrice saine, libre & féconde; qu'il a été éduqué par une mere attentive, douée d'un tempérament tranquille & heureux. Au lieu que le germe d'où est provenu cet homme difforme & contrefait, a été placé dans une matrice malade, contrainte & stérile; qu'il a été élevé par une mere volage, & d'une constitution pétulente & licencieuse.

Tel est cet arbre languissant & tortueux, stérile habitant d'un desert aride & sabloneux, qui eut étendu son feuillage au loin, qui se seroit chargé de fruits délicieux, & nous auroit invité à profiter de son ombre, si son germe eut été jetté dans un terrein gras & fertile, s'il n'eut pas éprouvé d'obstacles à son premier développement, & si la main d'un cultivateur habile eut favorisé sa naissance. Telle on voit encore dans un jardin abandonné & pierreux, cette plante séche & contournée, qui se seroit élevée sur une tige droite, qui eut déployé des feuilles lisses & fraîches, & dont la fleur, par l'éclat de son coloris & la suavité de son odeur, eut charmé nos yeux & caressé notre odorat, si sa graine étendue sur une couche de terre préparée, eut captivé l'attention d'un Fleuriste amateur & intelligent. Si cette vérité n'a pas été saisie dans toute son évidence par M. Lémery, dans sa dispute sur les monstres avec M. Winslow : du moins a-t-il fait connoître qu'il l'avoit entrevue (*a*). L'opinion de cet homme célebre étoit, que les monftres ne pouvoient jamais dépendre que de l'effet d'un accident furvenu aux œufs. Son digne antagonifte prétendoit au contraire , qu'il y avoit des œufs originairement monftrueux , qui contenoient des monftres auffi - bien formés que les autres œufs renfermoient des animaux parfaits.

Ne foyons donc plus furpris

(*a*) Cette difpute de M. Lémery avec M. Winflow , fe trouve dans les Mémoires de l'Acad. Roy. des Sc. années 1724, 1733 , 1734 , 1738 & 1740.

K iv

fi parmi les individus que nous connoiſſons dans une même eſpece , nous n'y découvrons pas une reſſemblance exacte : ſi les tempéramens ſont dif-férens : ſi la grandeur & la forme portent autant de ca-racteres diſtinctifs : ſi la vi-gueur qui les anime, les goûts dont ils ſont flatés , le coup d'œuil qui décide la percep-tion des objets , la réflexion qui aſſied le jugement, l'ima-gination qui enfante les idées, l'eſprit qui les préſente , le génie qui les fortifie , four-niſſent autant de variations , qu'il y a de ſujets dans la Na-ture. Tous ces changemens ſont occaſionnés par des rap-ports immédiats. La ſeule dif-

férence du Site (*a*) établit né-
cessairement une diversité plus
ou moins sensible, tant dans
les modifications, que dans
l'essence, les propriétés & le
système entier des êtres. Ceux

(*a*) On assure que les Péruviens,
les Bresiliens & les Canadiens ont
l'odorat si fin, qu'au flair ils distin-
guent un François d'avec un Espa-
gnol, & d'avec un Anglois.

Les Caraïbes connoissent un François à sa voix, & sçavent en faire
la distinction d'avec un Anglois &
un Hollandois. Ces peuples ont une
mémoire si heureuse, qu'ils se rap-
pellent, sans équivoque, au bout
de dix ans & plus, tout ce qui
s'est passé entr'eux, & les étrangers
qui les ont visités.

qui ont obfervé la nature de près, ont dû remarquer avec le profond & fubtil Leibnitz, que dans une forêt de chênes, il n'y a pas deux de leurs feuilles qui aient une fimilitude abfolue entr'elles, & que fur l'arène il n'y a pas deux grains de fable, qui foient ftrictement égaux.

Pourquoi donc ferions-nous étonnés de voir des hommes refter quelque temps fous l'eau, fans y être fuffoqués, & au milieu de cet élément prolonger une vie qui, felon les préjugés, ne peut fubfifter fans l'air ? Pourquoi ferions-nous frappés à l'afpect de ces léthargiques qui paffent des jours

& des femaines entieres, fans donner aucun figne de mouvement , & par conféquent fans refpirer ?

N'eft-ce pas par le défaut d'obfervations réfléchies, qu'on a formé des doutes fur ces hommes qui font des femaines fans fe préfenter à la garderobe ; & fur quelques autres qui reftent des mois, & même des années révolues, fans aller à la felle ?

Ne feroit-ce pas auffi par la même raifon , qu'on a de la peine à fe perfuader que des hommes puiffent pendant des femaines, des mois & des années multipliées , fe priver de boire & de manger ? Que ces mêmes hommes puissent exercer leurs autres fonctions, & veiller à leurs affaires domestiques avec la même sécurité, la même vigilance qui accompagnent les actions de ceux qui satisfont ces deux besoins avec sobriété ?

Cessons donc de séparer de l'ordre naturel ces individus, pour qui le sommeil n'est d'aucune nécessité, & qui supportent sans danger des veilles excessives. Gardons-nous d'en séparer aussi, ceux qui pouvant jouir des faveurs du sommeil, les sacrifient soit à l'intérêt, soit au plaisir, sans cependant éprouver aucune incommodité, pendant des laps de temps qui alarmeroient & détruiroient une partie des hommes.

Plus dociles à la raison, ne rougiſſons point de réformer nos jugemens ſur ces pigmées qui, par la petiteſſe de leur taille, pourroient ſubir le ſort d'Andromede que la petite-fille d'un Empereur Romain (a) renfermoit dans une cage de perroquet, pour l'avoir toujours avec elle.

Soyons également circonſ-

____

(a) C'étoit Julie, petite-fille d'Auguſte.

pects envers ces hommes qui, à peine sortis de la puberté, se présentent sous une forme gigantesque; envers ces enfans qui, à quatre ans, réunissent la même force de corps, le même son de voix, la même virilité que ceux qui sont parvenus à l'âge de dix-huit ans. Enfin corrigeons ces décisions arbitraires, auxquelles nous soumettons ces filles de quatre à cinq ans, qui sont parfaitement réglées (a), tandis que

______

(a) Une fille de la Paroisse Saint Médard, âgée seulement de quatre ans & demi, paye depuis quelques mois régulièrement le tribut lunaire. Ses mammelles & sa taille n'ont rien qui réponde à ce phénomene.

celles de dix-sept ans ne le font quelquefois pas encore, & ne le feront peut-être jamais.

Ne soyons plus étonnés que la Nature ait refusé à quelques êtres, la faculté de se reproduire ; que la stérilité porte souvent la désolation dans les familles & dans les états, comme elle alarme les campagnes ; & que des couples tendrement unis, mais malheureux dans le sein du bonheur, fatiguent envain le Ciel, pour en obtenir une postérité qu'ils lui demandent avec larmes, tandis que nous entendons la triste indigence se plaindre de sa fécondité.

Ne mettons plus en pro-blême, qu'il y ait des femmes qui accouchent d'enfans viables à fix, à fept & à huit mois de groffeffe : qu'il y en ait d'autres qui n'accouchent qu'à dix, onze, douze, treize & quatorze mois : que des enfans reftent dans le fein de leur mere pendant dix-huit mois, deux ans & même trois ans ; en un mot, qu'il exifte des naiffances tardives.

Ne révoquons point en doute, qu'il puiffe fe trouver parmi nous des femmes qui, deftituées de l'inftrument de la parole, s'expriment cependant auffi diftinctement que celles qui ont la libre jouiffance de

cet

cet organe. Ne refusons pas de croire l'existence des androgines, & celle des eunuques de naissance. Convenons encore de bonne foi, qu'il peut se rencontrer dans la société, des hommes qui n'ayent pour toutes parties de la génération, que des témoins isolés; d'autres, au contraire, qui soient triorques (*a*), & quelques-uns dont le principal agent extérieur de la propagation se divise en deux parts.

Ne considérons point com-

(*a*) Il y a des fœtus aussi qui naissent monorques, (monorchis) & l'Histoire nous apprend que Sylla & Tamerlan étoient de ce nombre.

L

me des prodiges, ces individus nés fans avant-bras : ces hommes qui ont les bras doubles : ceux dont les mains préfentent un fixiéme doigt : ces particuliers avec quatre jambes & quatre cuiffes, & ces autres qui font fans cuiffes ou fans jambes (*a*).

Ne témoignons donc plus d'admiration, en lifant les hiftoires de ces hommes à queue, dont nous avons des exemples plus que fuffifans

---

(*a*) On affure que parmi les Eskimaux, il y en a une grande partie qui naît avec une feule jambe, & avec une feule main.

qui en justifient la certitude. On a vu à Orléans un homme de cette espece singuliere, lequel affligé de se voir, pour ainsi dire, relegué dans la classe des quadrupedes, se résigna volontairement à une opération qui le conduisit au tombeau. *Mercure, Septembre 1718.* A Aix en Provence, une fille appellée Martine, & un Procureur nommé Berard, ont été dans le même cas que le citoyen d'Orléans, sans cependant avoir souffert l'amputation. Le sieur Cruvellier de la Cioutat, si connu par ses actions de valeur contre les Turcs, est une nouvelle preuve de cette variété. La partie méridionale de l'isle

Formose , les isles Moluques, les Philippines contiennent des races entieres d'hommes à queue ; & parmi les Noirs & Negresses qui habitent les brûlans deserts de Borno, la plus grande partie est sujette à cette singularité.

Ne regardons point comme surnaturels les phénomenes que nous offrent les Amériquains, & sur-tout les races Canadiennes, qui n'ont ni poil ni barbe. Ne trouvons rien d'extraordinaire dans ces fœtus qui naissent avec la tête garnie de cheveux ; ni dans ces hommes qui en sont au contraire dépouillés pendant toute leur vie , comme ces deux freres

Allemands qui confulterent Sckenckius. *Duos fratres Germanos, novimus naturâ calvos.... quorum posterior cum me confulendi gratià conveniffet, & honoris causâ fe depilem objiceret : morbi alicujus occafione phalacrofim hanc natam arbitrabar. At ille falleris, inquit, domine, eft enim hoc mihi cum fratre, ex utero materno commune ac perpetuum calvitium.* Sckenck. *de Calvit. obferv.* 1.

Mettons dans la claffe des productions naturelles, ces êtres qui vivent plufieurs années fans eftomach, fans rate, fans veffie & fans matrice : qui n'ont qu'un feul poumon,

qu'un feul rein, & dont l'exiftence fe foutient pendant quelques jours, quoiqu'il leur manque la véficule du fiel.

Ceffons enfin d'admirer ces
fœtus venus prefqu'à terme (&
qui par conféquent fe font
nourris dans le fein de leurs
meres) dont les uns n'ont aucune apparence de tête , les
autres n'ont qu'un crâne
vuide & fans vifcères (*a*).

(*a*) Le crâne offre encore bien
des variations, & les deux obfervations fuivantes doivent être du nombre. M. de N*** eft né avec la partie
chevelue ou tout le derriere de la
tête , fillonné de bas en haut. Chaque

Attribuons à des caufes rela-
tives, l'origine de ces enfans
qui n'ont ni cœur, ni poumons, ni foie ; & la naiſſance
de ceux qui ſont ſans inteſtins
& ſans *anus*. Rapportons également à des accidens phy-
ſiques, la conformation des
individus ſans yeux & ſans
nez, & celle des cyclopes (a).

ſillon repréſente exactement la côte
de melon.

Le Cardinal de Richelieu avoit
le double des ventricules du cerveau. Chacun d'eux en avoit un
autre qui lui étoit ſupérieur ; il for-
moit un double étage, tant au-devant, qu'au derriere.

(a) J'ai rencontré pluſieurs fois

L iv

Nous devons donc envisager cette multitude d'effets peu communs, comme des variations de la Nature dans l'espece humaine, & les reconnoître conformes à ses loix particulieres, dont l'ordre est aussi solidement établi, aussi infaillible, & aussi nécessaire

---

dans Paris, un homme qui a l'œuil gauche placé dans l'endroit où nous avons les temples. L'orbite ou la cavité qui le contient, & toutes les parties qui l'environnent, semblent présenter la même structure qu'elles ont quand elles occupent la partie du visage où nous sommes accoutumés de les voir. Plusieurs personnes m'ont dit avoir remarqué cet homme.

que l'ordre de ſes loix générales (*a*).

(*a*) La Nature produit bien d'autres phénomenes que ceux que nous
avons expoſés. (Les oreilles, par
exemple, dont nous n'avons pas
parlé, ſont naturellement & ſans
artifice très-longues & très-pendantes
à quelques familles Eſpagnoles, des
environs de la Biſſadoa en Europe,
& aux Siamois en Aſie, &c. &c.)
Mais nous en avons rapportés aſſez
pour tirer notre concluſion.

CONCLUSION.

Il suit donc de tout ce que nous venons de dire, que les variations de la Nature, qui concernent l'espece humaine, ne sçauroient passer pour des erreurs, des désordres, ou pour des choses non naturelles ; & encore moins pour des merveilles, des prodiges, des monstres. D'après les preuves que nous venons de donner, nous nous croyons autorisés à prétendre que ces changemens ne sont que des exceptions à la régle commune de la Nature, avec lesquelles nos

yeux ne font pas affez fami-
liarifés, & dont les principes
ne nous font pas fuffifamment
connus., faute de temps &
d'expérience. Ce font des phénomenes d'une nature tou-
jours fimple, conftante &
uniforme dans fa marche; mais
dont les avantages & les défa-
grémens font uniquement re-
latifs aux individus qui les
comportent. Ces états naturels ne different des maladies
en général (trop légérement
appellées *états contre nature*)
que par leur rencontre plus
ou moins fréquente, par le
nombre plus ou moins grand
des fujets qu'ils affectent, par
la moindre complication de
leurs effets; enfin, parce que

les caufes en font moins fenfibles & plus fecrettes. Nous
pouvons donc conclure, avec
raifon, que, *pofées les loix*
naturelles les plus générales,
fur lefquelles portent l'ordre
& l'harmonie du corps hu-
main, la nature peut quel-
quefois s'en écarter.

Cette conclufion démontre
que nous trouvons dans l'ordre de la Nature, tout ce qui
s'en écarte : qu'aucun de fes
phénomenes ne lui eft contraire:
que les êtres humains qui donnent l'exiftence à des acéphales, des hermaphrodites, des
fœtus à quatre pieds, des caigneux, des boffus, des ra-

bougris , des abatardis , des
rikets , &c. &c. ne doivent
point être regardés avec l'œuil
du plus vil mépris, ni comme
une race maudite , que l'on
devroit abandonner à fon malheureux fort. Elle prouve auffi
que les peuples Amériquains,
dont nous avons parlé , ne
font point à nos yeux des
hommes dégénérés, ou dégra-
dés de la Nature humaine ,
ni des productions monftrueufes , & auffi extraordinaires
au nouveau continent , que
dans notre hémifphère : que
nous ne confidérons pas l'A-
mérique comme une terre
formée par la Nature dans fa
colere , pour laquelle elle n'a
eu que des entrailles de ma-

râtre, & fur laquelle elle a
verſé avec complaiſance tous
les maux, toutes les amer-
tumes de la boëte de Pandore,
ſans y laiſſer échapper la plus
petite partie des biens qu'elle
renfermoit. Elle établit encore
la différence de notre ſentiment, avec ceux qui veulent
que la Nature ait tout fait
pour nous, ſans avoir égard
à la ſomme preſqu'entiere
de ces peuples qu'elle a rele-
gués aux extrémités de notre
continent, & dont on ſoutient
que la conformation eſt hi-
deuſe & prodigieuſe. Elle diſ-
tingue notre conduite d'avec
celle des Tyroliens & des Mon-
tagnards circonvoiſins qui ſe
rient & ſe moquent de toutes

les personnes qui n'ont pas, comme eux, des goîtres énormes (*a*). Enfin, cette conclusion certifie, que nous ne trouvons point extraordinaire l'inclination de cet Empereur Afiatique (*b*) pour les Blafards, qu'il regardoit comme des êtres auffi naturels que fes

---

(*a*) Les habitans du Vallais ont un ufage tout oppofé. Ils portent honneur aux Cretins (peuples nés fourds & muets, & avec une peau très-livide) parce qu'ils ont des goîtres qui leur defcendent jufques à la ceinture.

Les Indiens qui féjournent au bas des Cordelieres, naiffent avec des goîtres femblables.

(*b*) L'Empereur de **Java.**

fujets. Elle fait difparoître le prétendu ridicule du Roi de Bantam , qui poffédoit dans fon Sérail une Kackerlake (*a*), avec laquelle il goûtoit de temps en temps les plaifirs de l'amour , & communément ceux de la table , quoiqu'elle cût des yeux louches , à demi fermés , & le vifage fi gonflé, que les traits en étoient confondus (*b*).

(*a*) C'eft une Blafarde.
(*b*) C'eft ainfi que naiffent prefque toutes les hordes Blafardes.

POST-

POST-SCRIPTUM.

En donnant ce petit ouvrage au Public, notre deſſein n'a point été de rapporter toutes les variations que la Nature a répandues dans l'eſpece humaine. On les trouve raſſemblées dans pluſieurs Mémoires & Journaux littéraires, & ſpécialement dans le grand ouvrage de M. Planque. Nous nous ſommes ſeulement propoſés d'en choiſir un nombre ſuffiſant, ſur - tout celles qui n'ont point encore été publiées, pour expoſer nos idées ſur cet objet important . de

M

l'Hiſtoire Naturelle, & le degré de conſidération que nous y attachons. Notre projet ſeroit de donner un ouvrage plus étendu ſur les trois régnes, & dans le même goût, ſi les curieux obſervateurs vouloient bien nous communiquer les nouvelles découvertes qu'ils pourront faire ſur les écarts de la Nature, ou ſur les productions qui s'éloignent de ſa régle commune, & des loix générales qu'elle a établies. Nous eſpérons de leur zèle pour le progrès des connoiſſances humaines, qu'ils ne s'attacheront qu'à des faits intéreſſans & bien conſtatés. Cette précaution eſt l'unique moyen de diſſiper les reproches

que des Cenfeurs trop aufteres
& trop incrédules, n'ont point
héfité de faire à quelques Auteurs anciens qui, felon nous,
n'en méritent aucuns, fi l'on
excepte cependant la prolixité
de leurs écrits. Les perfonnes
qui nous adrefferont leurs obfervations, peuvent s'affurer
de notre reconnoiffance; &
pour ne point leur enlever
l'honneur de leur travail, nous
aurons l'attention d'en faire
connoître les Auteurs.

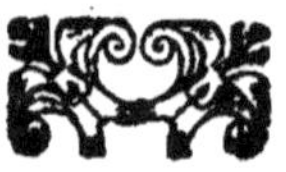

OBSERVATION

Sur une grossesse d'onze mois.

Madame Loiseau, âgée de vingt-six ans, très-bien faite, se maria le 26 Avril 1769, & se trouva enceinte dès les premiers jours de son mariage. Des tranchées vives qu'elle ressentit au bout de six semaines, un suintement sanguinolent qui se fit appercevoir au même temps, lui apprirent bientôt qu'elle s'étoit blessée. Il survint une perte qui dura quatre jours, & l'avortement se déclara sans être suivi d'aucun autre accident.

Les régles reparurent un mois après cette fauſſe couche, & continuerent ſans interruption juſqu'au 25 Octobre de la même année. A ce terme elles furent ſupprimées ; il ſe fit ſur le champ un changement total dans l'habitude du corps ; le ſein ſe gonfla, ſe durcit, des élancemens douloureux s'y firent ſentir ; le ventre parut ſe reſſerrer, s'arrondir ; des envies fréquentes de vomir, des maux de cœur habituels ſe joignirent à ces ſymptômes.

Le 8 Décembre ſuivant, Madame Loiſeau fit une chute ; des douleurs aigues dans les entrailles, & quelques marques d'un léger écoulement, l'alarmerent. Elle eut recours dans cette poſition à la Dame Pouſſé (Sage-Femme fort inſtruite) qui la raſſura ſur ſon état. Une ſaignée qu'on lui fit, le repos qu'on lui recommanda pendant pluſieurs jours , & qu'elle obſerva ſtrictement , calmerent ſes douleurs ; & le ſuintement qui avoit fait craindre une perte, fut ſupprimé.

Les ſymptômes de la groſſeſſe continuerent, le volume du ventre , augmenté dès le mois de Janvier 1770, devint de jour en jour plus conſidérable , & au commencement de Février, l'on fut contraint d'élargir les vêtemens. Vers le milieu de ce mois, les mouvemens de l'enfant qui déja s'étoient fait sentir, devinrent de plus en plus sensibles, souvent même ils incommodoient la mere.

Le 28 Mai suivant, les douleurs recommencerent, l'écoulement reparut. Ce fut le sujet de nouvelles inquiétudes, mais on les fit disparoître par les mêmes précautions qu'on avoit prises auparavant : la Sage-Femme, en outre, après s'être assurée des preuves de la grossesse, certifia que l'accouchement étoit encore éloigné.

Les tranchées se firent sentir de nouveau sur la fin de Juillet ; Madame Loiseau crut alors qu'elle touchoit au moment de sa délivrance, & fit venir son accoucheuse. Cette femme, après un examen nécessaire, jugea l'enfant bien placé, & voyant qu'il n'y avoit encore aucune dilatation à l'orifice de l'*uterus*, elle exhorta la malade à la patience. Les douleurs cesserent absolument, mais le ventre dont le volume étoit déja très-considérable, augmenta encore, & les autres incommodités de la grossesse s'accrurent. Il s'y joignit l'incontinence d'urine, la difficulté de marcher, & tous ces accidens subsisterent jusques au 22 Septembre 1770, que Madame Loiseau mit au monde une fille bien conformée, & d'un volume au-dessus de la régle commune (*a*).

(*a*) Cette observation est de M. Carré fils , Docteur-Régent de la Faculté de Médecine de Bourges. M. A. Petit, à qui elle a été adressée, me l'a communiquée pour la rendre publique avec les témoignages suivans.

1°. Je soussignée, certifie que les faits mentionnés ci-dessus, sont conformes à la déclaration que j'en ai faite. A Bourges , ce 29 Décembre 1770, *Signé*, DEDION, femme LOISEAU.

2°. Je fouffignée Maîtreffe Sage-Femme, certifie avoir examiné Madame Loifeau, dans le commencement de Décembre de l'année 1769, à l'occafion d'une chute qu'elle avoit faite : avoir trouvé l'orifice de l'*uterus* folide & fermé, l'*uterus* lui-même groffi, & m'être apperçue dès lors qu'il renfermoit un corps uni & rond : que le 28 Mai 1770, des tranchées & quelques taches fanguinolentes la contraignirent à me rappeller, & qu'après l'avoir une feconde fois vifitée, je l'affurai qu'il ne fe préparoit rien pour l'accouchement ; que depuis ce jour, je l'ai vue plufieurs fois ; que je n'ai remarqué aucunes pertes, qu'il n'y a jamais eu qu'un fuintement très-peu confidérable, d'une matiere blanchâtre, & teinte de quelques gouttes de fang ; que je fus enfin rappéllée le 22 Septembre 1770, jour où je l'accouchai d'une fille bien conformée , & d'un volume considérable : ce que j'affirme véritable. A Bourges , ce 25 Décembre 1770 , *Signé*, R O N D É , femme P O U S S É.

3°. Je soussigné , certifie que la déclaration faite à Monsieur Carré fils , sur la grossesse de mon épouse , est conforme à la vérité; en foi de quoi j'ai signé le présent certificat. *Signé*, L O I S E A U , Procureur du Roi au Grenier à Sel de Bourges.

EXTRAIT

*D'une Lettre écrite par Madame la Marquise de *** à Madame de *** du 2 Janvier 1770.*

Je me mariai le 10 Avril 1758; je ne devins point grosse le premier mois ; mon mari partit le 13 Mai pour le camp de Dunkerque. Peu de jours après son départ , j'eus des preuves de grossesse. Suivant le calcul d'usage , je devois donc accoucher vers le milieu de Février 1759. Le 26 Janvier de cette année (1759) il me prit des douleurs très-

vives qui me contraignirent à
recourir à un Accoucheur. Je
fus faignée, dans la perfuafion
que je devois accoucher in-
ceffamment. Mais je me flatai
inutilement, & je n'accouchai
que le 23 Mars fuivant. Je
paffai tous les jours qui s'é-
coulerent depuis le 26 Janvier
jufques au moment où j'accouchai, dans la plus grande in-
quiétude, & dans les douleurs
les plus aiguës. Le mal d'enfant me prenoit réguliérement
à dix heures du foir, & il ne
me quittoit qu'à une heure du
matin. Enfin, après vingt-huit
heures de tranchées, & n'ayant
pas encore dix-huit ans, je
mis au monde (à l'époque
que j'ai indiquée) une fille

dont la tête étoit très-grosse. Elle mourut au bout de quinze jours d'une hydropisie. J'avois eu cette maladie en la portant, & l'instant où je fus délivrée, fut aussi celui où je rendis un volume d'eau si considérable, qu'il m'est impossible de l'évaluer au juste. Les suites de couche furent heureuses. Mon visage cependant resta gonflé, & ma bouche fut de travers pendant huit jours. Ce qu'il y a encore de particulier, c'est que j'eus, pendant quelque temps, le dos, les bras & les mains d'une couleur noirâtre. On eut dit que j'eusse supporté des coups sur ces parties, tant elles paroissoient meurtries. Tout difparut un mois après mon accouchement, & je fus chez Mad. la Marquife de la C *** qui fut furprife de ne trouver dans ma perfonne aucun refte du mal paffé.

Ne croyez pas que je fois la feule qui ait eu un accouchement tardif. Madame la Marquife de B *** a porté Mademoifelle de B *** d'aujourd'hui pendant onze mois. Une Dame de S. S *** a eu cinq enfans au même terme. Ma mere m'a portée onze mois. Madame de la V *** il y a fix ans, accoucha d'un garçon dix mois après la mort de fon mari. C'étoit une femme très-vertueufe & l'une des plus refpectées de la Ville de R*** & de la Province.

Vous pouvez tranquilliser la Dame dont vous me parlez. Tous les accouchemens ne se font pas à neuf mois (*a*).

(*a*) La Lettre dont voilà le fidele extrait, m'a été communiquée par le mari de la Dame à qui elle a été écrite. C'est un Docteur-Régent de la Faculté de Médecine de Paris, qui a consenti que je la rendisse publique en observant l'anonyme.

F I N.

TABLE

TABLE

DES MATIERES

Contenues dans cet Ouvrage.

A

B

Hollandois, & lui demander en cette langue une pipe pour fumer, *ibid.* queſtion qu'il fait à cet homme, *ibid.* la réponſe qu'on lui fait, 68 ; veut ſe ſaiſir de cet homme qui lui échappe, & qui ſe rejette à la mer, *ibid.* fait dreſſer un procès-verbal de ce phénomene, *ibid.* le fait dépoſer à l'Amirauté d'Amſterdam, *ibid.*

tranquillement affis fur une pierre, 69 ; n'y a éprouvé aucune incommodité, 70.

E

Ecarts de la Nature, (les) fous quel point de vue on doit les confidérer 142 ; quelle eft la vraie dénomination qui leur convient, *ibid.* quelles font les loix auxquelles ils font foumis, 143.

Ecoffois (un) étoit des mois entiers fans manger, 84.

Emulgentes, (les) leur définition, 136 ; exemple d'un homme qui en avoit trois au rein droit, & une au gauche, *ibid.*

Enfans, (les) quelles font les parties qu'ils doivent avoir en venant au monde, 60 ; nâgent plufieurs mois dans un volume d'eau, qui ne fçauroit leur permettre de refpirer, 73 ; quelques-uns naiffent eunuques, 99 ; il en nait auffi fans le principal agent extérieur

O

fans boire & fans manger , 83 ;
autre exemple d'une fille qui fut
trente-cinq femaines fans prendre
aucune nourriture , *ibid.* autre
exemple d'un homme confiné aux
Petites-Maifons, qui garda l'abftinence pendant quarante jours &
quarante nuits , 84 ; autre exemple d'une fille qui paffa vingt-huit
mois fans boire & fans manger ,
finon un peu de miel qu'elle prenoit chaque jour à la pointe du
couteau , *ibid.* autre exemple
d'une fille qui ne prit pendant
fept femaines qu'un feul bouillon
pour toute nourriture , 85 ; on
doit être perfuadé de ces faits fans
héfiter , 156.

Fiel (la véficule du) a manqué totalement dans un enfant de neuf
jours , 133 ; ceux qui n'en ont
pas n'en font pas moins des productions naturelles , 166.

Foie (le) manque quelquefois dans

le fœtus , 133 ; cela n'eſt pas extraordinaire , 167.

G

*G*ALIEN ſoutient que l'homme ne peut vivre ſans reſpirer , & que la reſpiration manquant , la vie ceſſe au même inſtant , 66 ; la plûpart des Anatomiſtes & des Phyſiologiſtes penſent comme lui ſur cette fonction de l'œconomie animale , *ibid.*

Garde-malades (les) ſont quelquefois quarante jours & plus , ſans s'appercevoir que le ſommeil leur manque , 90.

Géant Salonique (l'hiſtoire du)n'eſt pas fabuleuſe, 96 ; celle du Géant Dauphinois ne l'eſt pas non plus, *ibid.* les Géans ont exiſté de tout temps , & dans tous les pays du monde , 97 ; on doit être circonſpect dans l'opinion que l'on

H

*H*ABITUDE (le défaut d') fait regarder les rapports comme étrangers , 12.

Halley , sa cloche aquatique n'est pas mise en usage par les plongeurs de nos climats , 64 ; dit expressément qu'on ne peut manquer de respiration une demi-minute sans être suffoqué , 66 ; prétend qu'un plongeur d'habitude , qui est tout nud , qui n'a point d'éponge dans la bouche , ou qui n'est pas sous sa cloche , ne sçauroit rester plus de deux minutes sous l'eau sans y périr , *ibid. & 67.*

Hauteur de l'homme , la plus commune chez l'homme & la femme adultes est depuis quatre pieds neuf pouces jusques à cinq pieds & demi , 93 ; cette régle cependant souffre des exceptions , *ibid.* nos climats nous fournissent de ces exceptions , *ibid.* elles sont plus

L

Loix naturelles , c'eſt toujours la route du bien qu'elles frayent, 9 ; ne ſont que des rapports , 10 ; il y en a ſept principales , 14 ; leur définition générale, 43 ; leur diſtinction générale , 44 ; ce qu'elles ſont dans leur détermination , *ibid.* & 45 ; nous ſommes forcés de les ſuivre , *ibid.* il réſulte d'elles le développement progreſſif & preſqu'inſenſible de toutes les parties de notre être, 54.

M

MANGER & boire , telle eſt l'attache de tous les hommes, 80 ; il faut s'y rendre au moins une fois par vingt-quatre heures, *ibid.* autrement l'on tombe par degrés dans le maraſme , & l'on court à une mort inévitable , *ibid.*

Matrice , (la) exemple d'une femme ſans matrice , 137 ; les femmes qui n'en ont pas ne ſont

N

N AINS, leur taille en Ruſſie,
94 ; ont exiſté de tout temps &
dans tous les pays du monde, 97 ;
on doit réformer les jugemens re-
çus ſur leur ſtructure, 157.

Naiſſances tardives (les) ne doivent
plus être miſes en problême, 160 ;
exiſtent certainement, *ibid.*

Narbonnoiſe (une) a mené pendant
l'eſpace de trois ans entiers la vie
la plus ſaine & la plus tranquille
ſans boire & ſans manger, 82.

Nature, ſon ombre commence à ſe
diſſiper, 5 ; par quelle raiſon ? 6 ;
quels ſont les motifs qui nous ont
fait déclarer ſon partiſan, 8 ;
change quelquefois de rapports,
11 ; le diſcours qu'elle tient à
l'enfant qui ſort du ſein de ſa
mere, 12 ; a une infinité de
reſſources dont nous ignorons les
cauſes, 19 ; tout ce qu'elle fait
eſt dans un ordre naturel & eſſen-

tiel, 25 ; est la même dans chacune de ses productions, 28 ; sa
régle commune dans la formation
des végétaux est d'observer l'hermaphroditisme, 36 ; est une puissance conservatrice , 45 ; nous
gouverne pendant toute notre vie,
ibid. comparée à un souverain ,
46 ; est toujours occupée des
moyens de perfectionner ses ouvrages , 53 ; n'a pas voulu que
nous languissions long-temps dans
cet état de captivité où nous gémissons en naissant , *ibid.* n'a attaché à toutes les loix qu'elle nous
prescrit , que de la douceur &
même de la volupté à les exécuter , 56 ; ne nous a assujettis à la
génération, que pour lui marquer
avec transport notre reconnois-
sance , & lui montrer avec quelle
aveugle docilité nous nous soumettons à ses ordres , 57 ; nous
a offert pour vivre une grande
partie de ses productions , 79 ;

O

P

les plantes androgines des productions monftrueufes & difformes, 36.

Phrénétique (le) n'eft pas plus
dans un état contre nature, que
celui qui jouit de la meilleure
fanté, 144 ; quelle en eft la
raifon ? 145.

Phyfique, (la) ne doit pas être
confondue avec la Religion, 21 ;
les raifons, *ibid.*

Plantes, (les) ont des efpeces,
des variétés, 29.

Pline (le Naturalifte) a été l'efpace de trois ans fans dormir, 90.

Plongeurs (les) fameux de l'antiquité reftoient fous l'eau des heures entieres, fans aucune efpece
de communication avec l'air, 63 ;
ceux qui font la pêche des perles,
du corail & des éponges ne ref-
pirent point, quoiqu'ils foient
long-temps au fond de l'eau, *ibid.*
ceux de nos climats demeurent
fous l'eau des demi-heures en-

R

Rapports (les) réfultent de la nature des chofes, 10 ; font uniformes & immuables, 11 ; quelles
font les circonftances qui les font
naître, 22 & 23 ; leur nombre
diminue en raifon inverfe de
l'augmentation & de l'étendue de
nos connoiffances, 25.

Rate (la) n'eft pas abfolument néceffaire à la vie de l'homme, 134.
obfervations qui le prouvent, *ibid.*
fon ufage n'eft pas encore parfaitement connu, 135 ; ceux qui
n'en ont pas n'en font pas moins
des productions naturelles, 165.

Reins, fœtus qui n'en ont point,
135 ; homme qui n'en avoit
qu'un, *ibid.* autres obfervations qui
préfentent le même phénomene,
136 ; ceux qui n'en ont pas n'ont
rien d'extraordinaire, 166.

Refpiration (la) eft la premiere loi
naturelle, 48 ; comment elle fe
fait dans l'enfant qui naît, *ibid.*
le nom de fes deux mouvemens,

Fin de la Table des Matieres.

☞ Le Privilége fe trouvera au *Pneumato-Pathologia*, feu *Tractatus de Flatulentis Humani Corporis affectibus* ; *Autore* Combalufier.

FAUTES A CORRIGER.

PAGE 52, *ligne 6*, après la loi des excrétions, *lisez*, après la loi de la suction.

Page 94, *ligne* 18, Eskimeaux, *lisez*, Eskimaux.

Page 102, *ligne* 1, quelquefois qui se rencontrent, *lisez*, qui se rencontrent quelquefois.

Page 115, *Note*, *ligne derniere*, sans donner dans le fabuleux, *lisez*, sans donner dans le merveilleux.

APPROBATION.

J'AI lu par ordre de Monseigneur le Chancelier un Manuscrit intitulé : *Exposition des Variations de la Nature dans l'Espece Humaine*, &c. par M. Guindant, Médecin de la Faculté de Paris, &c. cet Ouvrage qui présente une suite de faits avérés sur la variabilité des loix de la Nature dans la reproduction des êtres vivans, m'a paru mériter l'impression. A Paris, ce 9 Novembre 1770. GARDANE.

Le prix est de 3 livres, broché.